ZigaRette sich, wer kann!

Das einzig wahre Aussteigerbuch

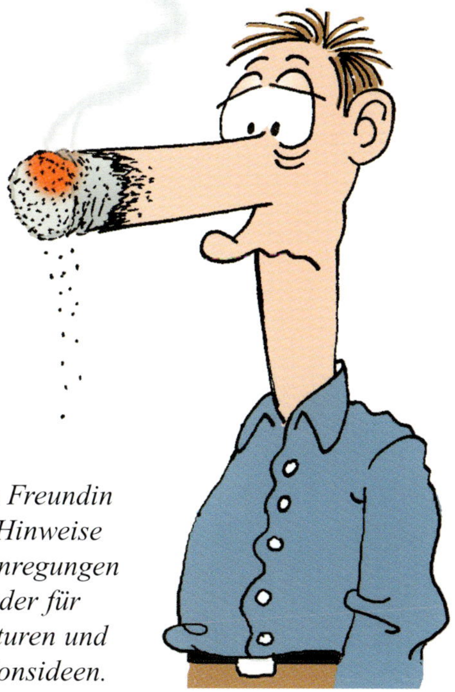

Ich danke der guten Freundin Ingrid für wichtige Hinweise und lachdienliche Anregungen und dem besten Bruder für konstruktive Korrekturen und inspirative Illustrationsideen.

Inhalt

Lieferbare Titel aus dem Otus Verlag:
www.otus.ch

Zeichnungen: Michael Forster
Text: Michael Forster
Layout: Michael Forster
Idee und Konzeption:
Forster's KARIKAgenTUR & Texterei, München/Hamburg
www.karikagentur.de

ISBN 978-3-907200-32-2

Michael Forster

ZigaRette sich, wer kann!

Das einzig wahre Aussteigerbuch

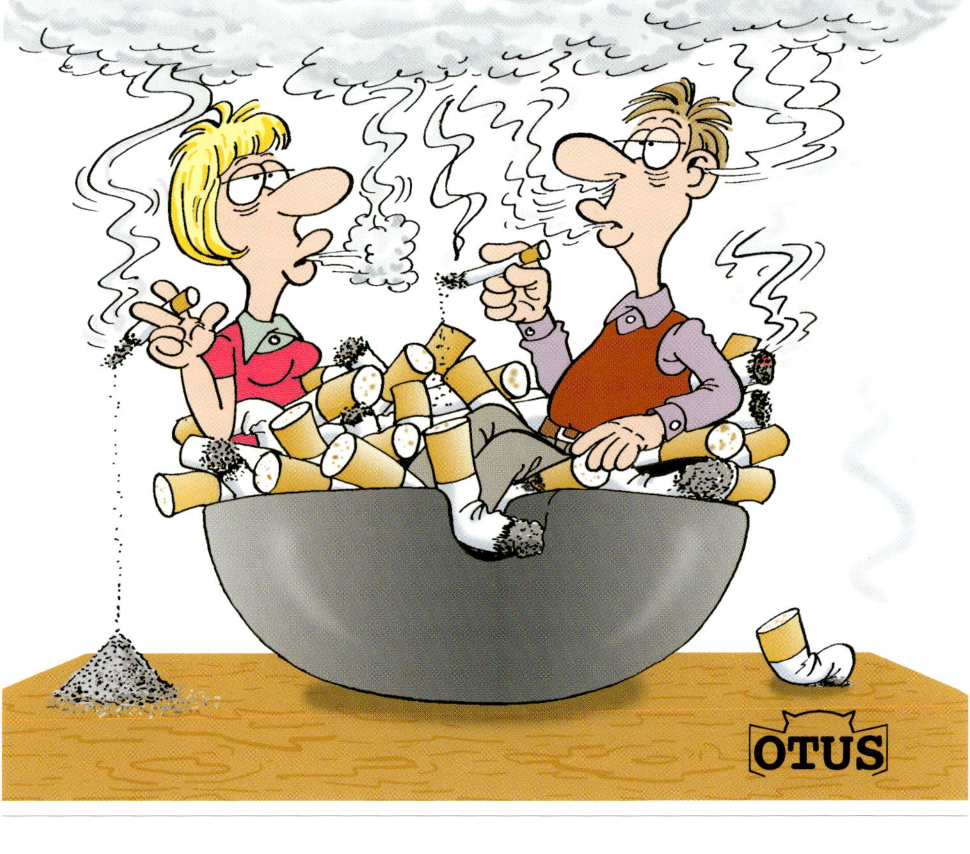

OTUS

Ein paar Worte voraus ...

Liebe Leserin, lieber Leser,

in fast allen anderen Werken zum Dauerbrenner-Thema „Nikotinentzug“ preisen Tabak-Therapeuten ihre Methoden als die einzig wahren an. Das ist Quatsch. Es kann schon deshalb nicht stimmen, weil der einzig wahre Weg zum Nikotinverzicht nämlich in diesem Buch vorgestellt wird. Es berücksichtigt ernsthaft die Schwächen des Raucher-Charakters, die alltäglichen Versuchungen und all die anderen Tücken, die Nikotinentsagern das Leben so schwer machen, und vor allem das *entscheidende Problem,* das bisher noch nie zur Sprache gebracht worden ist.

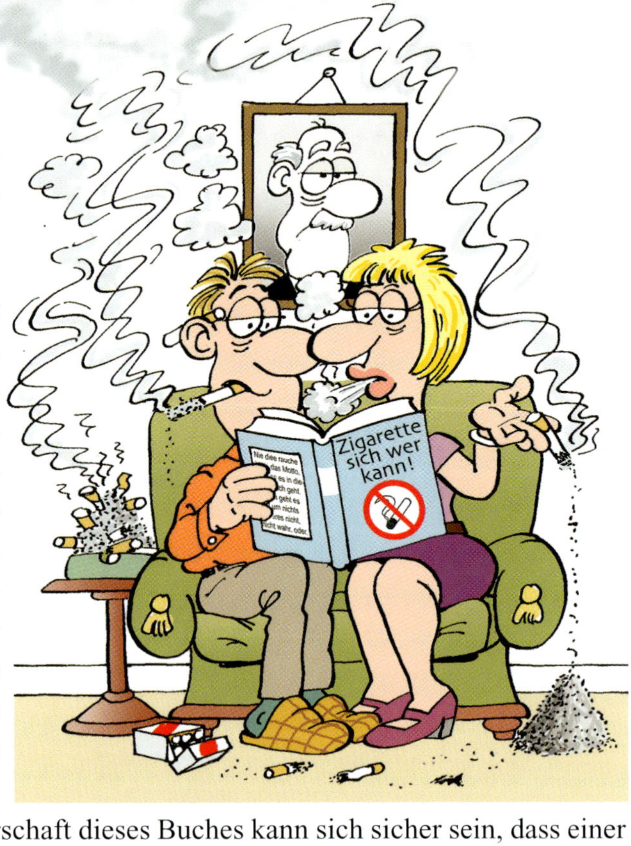

Die schmöke(r)nde Leserschaft dieses Buches kann sich sicher sein, dass einer der ihren es dauerpaffend für sie geschrieben hat. Ein aktiver Raucher, der weiß, wovon er hüstelnd spricht. Die meisten Autoren, die sich über das lustvolle Laster beziehungsweise die lästige Lust des Tabakkonsums verbreiten, haben nämlich keinen blauen Dunst von der Sache. Entweder haben sie nie geraucht oder sind längst davon losgekommen und reden über das Thema von der überheblichen Warte der Geläuterten aus. Daher können sich diese so genannten Entzugsexperten kaum mit der nötigen Mitleidenschaft in die gequälten Seelen der Noch-Raucher hineinversetzen. Ihre Worte sind nichts als Schall ohne Rauch.

Aber wir zwei, wir wissen, worum es geht. Gehören wir doch zu den bisher vernunft- und therapieresistenten Qualmfetischisten, die entgegen aller Einsicht immer noch am Glimmstängel festhalten. Die aber, wie fast alle Rauchenden, über kurz oder lang oder länger damit aufhören wollen. Ich will nicht den in jedem Antitabakbuch erwähnten Spruch von Mark Twain zitieren, der sagte, mit dem Rauchen aufzuhören sei ganz leicht, er habe das schon tausendmal gemacht (uups, ich hab es doch getan). Aber es sind doch tatsächlich bestsellernde Bücher auf dem Markt, die uns weismachen wollen, der Ausstieg sei locker zu schaffen: Ein, zwei Wochen eine gewisse Unpässlichkeit, und es soll überstanden sein.

Hören Sie nicht auf diese dreiste Leserfängerei. Das ist die gleiche Masche wie die mit den problemlosen und sicher wirkenden Diäten ohne Hungern – es nützt nur den Autoren solcher Bücher, die sich am Elend der Kalorien- oder Nikotinsüchtigen gesundstoßen wollen. Das Nikotin ist die tückischste aller Drogen, denn es hat keinerlei persönlichkeitsstörende Wirkung: Man torkelt nicht, lallt nicht, grölt nicht, schlägt Leuten mit abweichender Meinung nicht gleich in die Fresse, hat keine Wahnvorstellungen, keine Konzentrationsschwächen und auch sonst keine Auf- und Ausfälligkeiten. Außer übel riechendem Atem.

Aber das Zeug macht extrem abhängig. Machen Sie sich klar: Der Ausstieg wird die Hölle. Ein viertel Jahr Fasten mit Nulldiät ist nichts dagegen. Schwerstabhängige Junkies, die seit Jahren am Herointropf hängen, oder dauersaufende Vollalkoholiker, die ihren Spritbedarf am liebsten an der Zapfsäule stillen würden, haben es unendlich viel leichter als jeder Gelegenheitsraucher.

Das lässt sich nur mit viel Humor ertragen. Schon deshalb ist dies das einzig wahre Buch für Sie. Das kann ja heiter werden, aber da müssen wir durch. Schritt für Schritt, Rückschritt für Rückschritt. Mit der letzten Seite rauchen wir zwei unsere letzte Zigarette im Leben, versprochen?

Michael Forster

1 Warum rauchen wir?

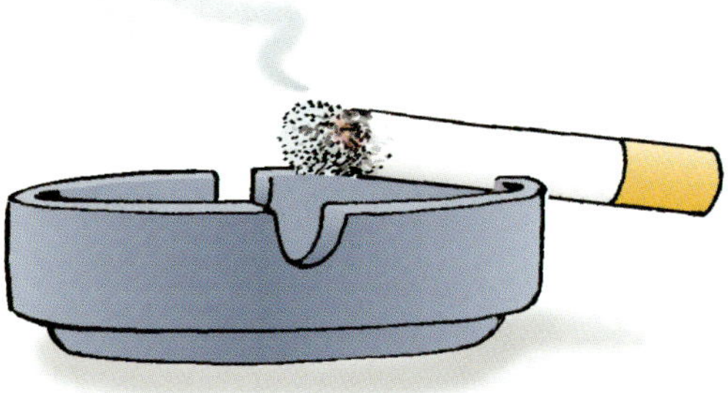

Jetzt setzen wir uns gemütlich hin und zünden uns erst einmal eine an, denn die Tage unserer leidigen Leidenschaft sind gezählt. Das sind Aussichten, die sich nur durch ausgiebigen begleitenden Zigarettenkonsum überhaupt ertragen lassen. Am besten besorgen Sie sich zuvor einen ausreichenden Vorrat an Rauchwaren.

Und eine Bitte habe ich an Sie: Leeren Sie während der Lektüre dieses Buches den Aschenbecher nicht – die anfallenden Zigarettenkippen nebst Asche brauchen wir zuletzt als finale therapeutische Maßnahme! Abgemacht? Schlage vor, wir gönnen uns pro Kapitel mindestens eine Zigarette, sodass der Aschenbecher immer voller wird. Er wird einem sehr guten Zweck dienen ...

Also, wir wollen mit dem Rauchen aufhören. Nur schade, dass es mit dem Wollen nicht getan ist. Wollen ist kein Problem, jahrelang lässt es sich aufhören wollend munter weiterschmauchen. Immerhin werden damit schon einmal beste Absichten gezeigt, ohne auf etwas verzichten zu müssen. Allein die Aussicht auf den jederzeit möglichen Ausstieg lässt uns gesundheitliche Risiken, gelbe Zähne und Gardinen, miefende Klamotten und rußigen Atem, röchelnde Lungengeräusche, fahle Hautfarbe und hartnäckigen Husten, vorzeitige Alterung von Haut und Hirn und absterbende Beine mit einer gewissen Gelassenheit ertragen.

Richtig ernst wird es erst, wenn es beim bloßen Wollen nicht bleibt und mit dem Rauchen tatsächlich Schluss gemacht werden soll. Da stellt sich die Frage: Warum rauchen Menschen überhaupt? Wir brauchen etwas zum Essen, zum Trinken, ein bisschen Liebe und ein Dach über dem Kopf. Was der Mensch überhaupt nicht zum Leben braucht, ist Rauch, weswegen er ihn von Natur aus meidet. Auch Tiere flüchten beim geringsten Rauchaufkommen in die entgegengesetzte Richtung, und jeder noch so grunzblöde Urmensch oder Eingeborene, Camper oder Gartengriller achtet darauf, dass ihm der Qualm nicht in Nase und Augen steigt. Und ausgerechnet zivilisierte Menschen, die dank Zentralheizung und Elektroherd gar kein offenes Feuer mehr brauchen, verräuchern sich die Behausung durch die unnötige Verbrennung von Pflanzenschnipseln und stecken sich gar die Feuerquelle direkt unter die Nase in den Mund. Das ist erstaunlich und bedarf einer eingehenderen historischen Betrachtung.

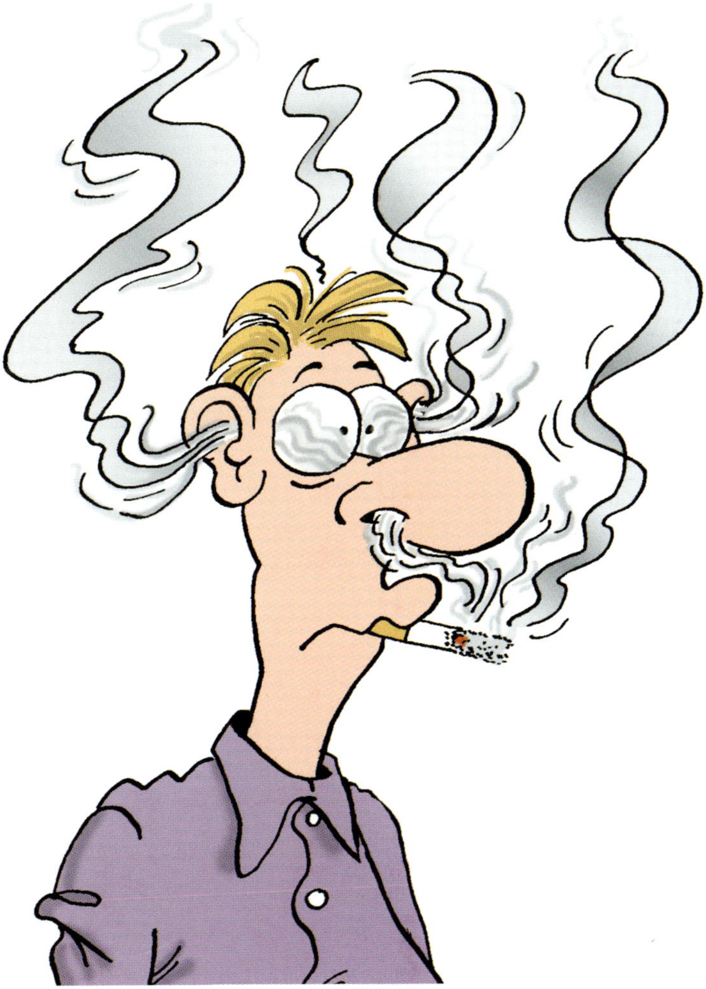

Rauch-Geschichte(n)

Schauen wir uns einmal in einer historischen Rückblende an, wieso unsere nicht rauchenden Urahnen auf die Idee kamen, sich permanent vollzuqualmen. So überraschend es klingt: Der eigentliche Grund für die seltsame Sitte des Rauchens ist der aufrechte Gang, auf den wir uns doch so viel einbilden. Und zu dem trieb unsere Urahnen die Qualmbelästigung, die von Beginn ihrer Geschichte an wie ein Fluch auf der Menschheit lastete. Als wir nämlich die historische Bühne betraten (auf allen Vieren und auf Bäumen lebend), war die Welt rauchgeschwängert und rußverpestet. Permanente Vulkanausbrüche mit schwarzen Aschewolken und pyroplastischen Strömen und von Kometeneinschlägen entzündete Weltenbrände sorgten für eine skandalöse Luft- und Umweltverdreckung.

Die Saurier waren zuvor daran verendet. Also stiegen die Leute von den Bäumen, wo sie Ascheregen und Funkenflug schutzlos ausgesetzt waren, und krochen in Höhlen. Dort war es kalt und dunkel. Folglich erfanden sie das Feuer und räucherten sich die Bude voll, in die sie doch gerade erst vor dem Rauch geflüchtet waren.

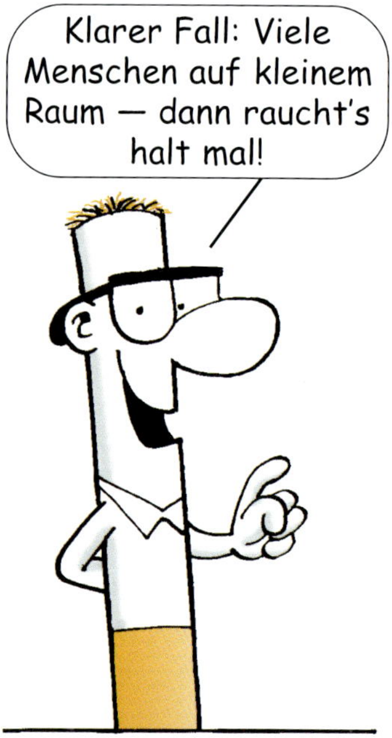
Klarer Fall: Viele Menschen auf kleinem Raum – dann raucht's halt mal!

Paul Paff, Rauchexperte

Und das kam so: Nachdem unsere urzeitlichen Vorturner die Bäume verlassen hatten, schauten sie sich dumm um und vermissten den Überblick, den sie in den Baumkronen noch hatten. Um das auszugleichen, richteten sie sich auf ihre Hinterbeine auf, wozu ihr Körperbau nicht angelegt war. Heute noch bereitet die der Anatomie widerstreitende aufrechte Gangart arge Probleme. Von ständigen Rückenschmerzen durch Wirbelsäulenverkrümmungen, Ischias-Attacken und Hexenschüssen abgesehen, hatten die gerade erst Mensch werdenden urigen Wesen plötzlich die Hände frei. Und anders als ihre noch auf allen Vieren herumlaufenden oder im

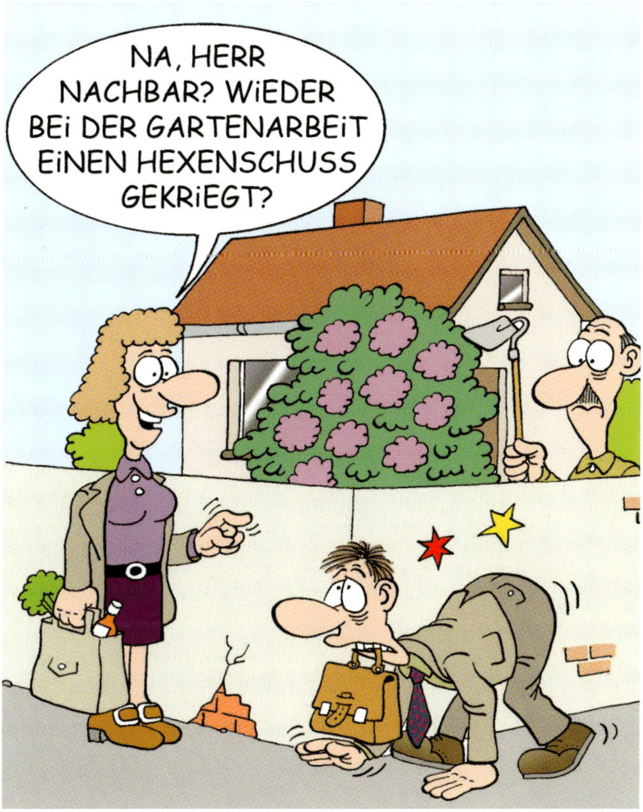
NA, HERR NACHBAR? WiEDER BEi DER GARTENARBEiT EiNEN HEXENSCHUSS GEKRiEGT?

Geäst herumhantelnden tierischen Artverwandten wussten sie nicht recht, was sie mit ihren ungelenk am Körper herabbaumelnden, zu Greifwerkzeugen mutierten ehemaligen Vorderpfoten anfangen sollten. Erst wurden die Hände benutzt, um beim Spähen die Augen zu beschatten (was im Laubwerk gar nicht nötig war). Ständig etwas zu begreifen, liegt auch nicht in unserer Art, und so werden die meistens nutzlos umherschlenkernden Arme auf der Brust verschränkt, die Hände rück- oder bäuchlings zusammengelegt, in Hosentaschen oder Nasenlöcher gesteckt, zu Verlegenheitstätigkeiten wie Nasereiben, Am-Kopf-Kratzen, Däumchendrehen oder Bartzupfen verwendet, nur um sie aus dem Weg zu haben.

Dann erfanden die Höhlenbewohner vor lauter Langeweile allerlei Werkzeuge, darunter auch Feuerzeuge verschiedenster Bauart. Handwerkliche Arbeit, auch Basteln genannt, ist demnach vor allem eine Beschäftigungstherapie für überflüssig gewordene Extremitäten. Wahrscheinlich ist es der entscheidende Fehlschritt in der Entwicklung der Menschen, dass sie auf dem harten Boden der Tatsachen blieben – sie hätten gleich wieder auf die Bäume klettern sollen. Dass der Mensch sich bis heute dorthin gezogen fühlt, ersieht man daraus, dass es ein Leichtes ist, ihn wieder auf die Palme zu bringen.

So begann mit der Erlernung des aufrechten Ganges das Unglück des Menschengeschlechts, sein Abstieg von einer natürlichen und gesunden Lebensweise in luftigen und lichten Baumwipfeln in die düsteren Kapitel der Geschichte, in ständig von Qualm, Ruß, Rauch und Gestank verdunkelte Behausungen und Ansiedlungen. Denn das Hantieren mit Feuersteinen, das Anfeuern und Nachlegen, das Zündeln und Kokeln, Brutzeln und Braten am offenen Feuer wurde zur Lieblingsbeschäftigung der Menschen.

Es fällt auf, dass in erster Linie Männer dem Rauchkult frönen – sie spielten schon immer gern mit dem Feuer, warten jedes Jahr begierig auf die Grillsaison, in der sie wieder an einer offenen, qualmenden Feuerstelle krebserregend verbrannte, von Ruß geschwärzte und geschmacklich ruinierte Speisen anrichten können. Und sie finden es toll. So etwas Uriges ist halt mit einem knopf- oder

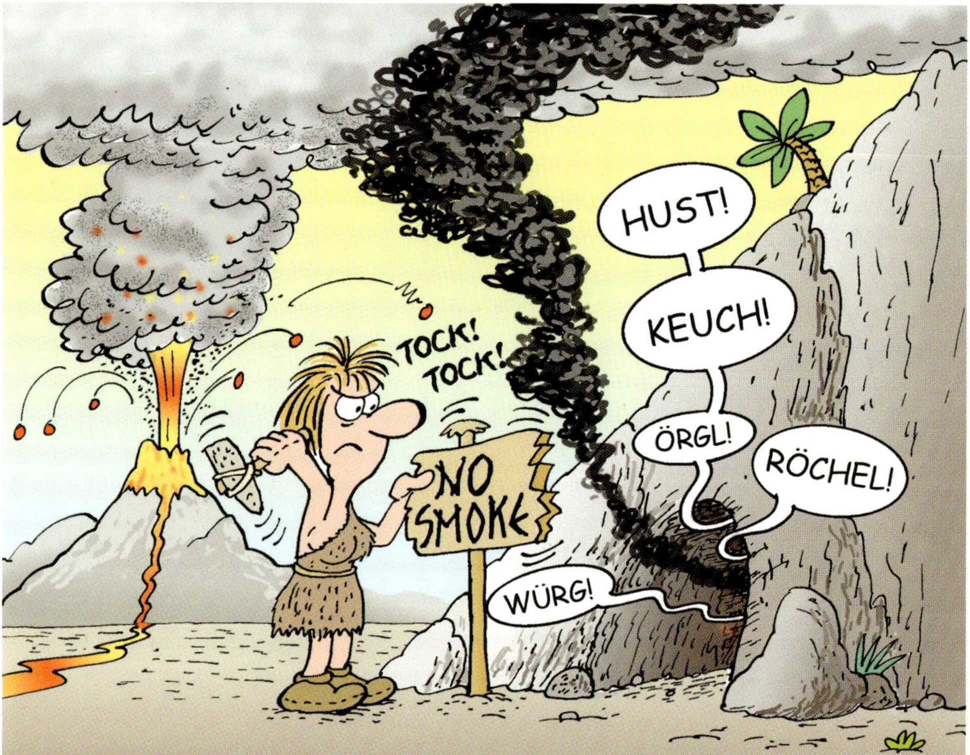

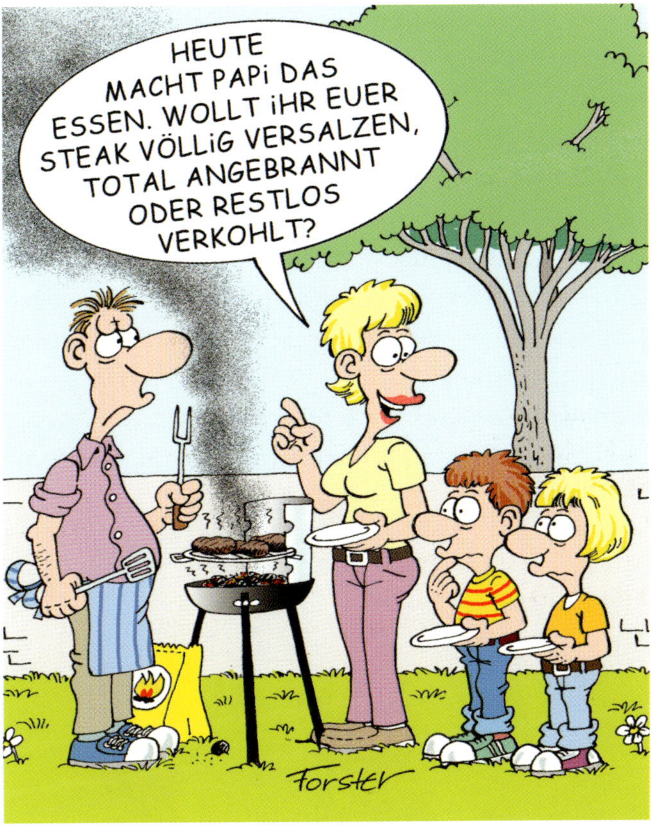
HEUTE MACHT PAPi DAS ESSEN. WOLLT iHR EUER STEAK VÖLLiG VERSALZEN, TOTAL ANGEBRANNT ODER RESTLOS VERKOHLT?
Forster

schaltergesteuerten Gas- oder Elektroherd nicht hinzukriegen. So haben zuletzt unsere Urahnen kurz nach der letzten Eiszeit gespeist.

Ist ein qualmendes Lagerfeuer im Freien gerade noch zu ertragen, wenn einem der Wind nicht ins Gesicht bläst, wird es in einem geschlossenen Raum ohne Abzug zur Qual. In der Folgezeit wurden daher ungeheure technische Anstrengungen unternommen, um die Vorzüge des Feuers rauchfrei genießen zu können. Als der Kamin erfunden wurde, und als gar die geschlossene Feuerstelle (Ofen) sich durchsetzte, und zwar im späten Mittelalter, konnte die Menschheit erstmals aufatmen. Endlich war es gelungen, den Rauch aus den Behausungen in die Nachbarschaft abzuleiten. Dafür war dann die ganze Umgebung verqualmt, aber zumindest herrschte drinnen keine dicke Luft mehr.

Bis anlässlich der Entdeckung Amerikas der Rückfall in die verrauchte Urzeit eingeleitet wurde: Mit der Kalumet, der „Friedenspfeife", oder in Maisblättern eingerolltem Tabak (den Urzigaretten) waren die Indianer Nord- und Südamerikas genau den umgekehrten Weg gegangen als wir fortschrittlichen Europäer – sie hatten eine Vorrichtung erfunden, den schädlichen Qualm direkt und ohne größere Abgasverluste in die Lungen zu leiten. Es soll den Überlieferungen nach ein gefürchteter Brauch gewesen sein, denn der naturbelassene, durch keinerlei Zusätze gemilderte Urtabak war ein furchtbarer Knaster. Die Teilnehmer an den Friedenspfeifen-Rauchrunden hatten denn auch schwer mit Husten- und Würgereizen zu kämpfen. Ihnen wurde speiübel und sie bekamen eine aschfahle Gesichtsfarbe. So wie jeder Mensch beim ersten Mal. So erklärt sich auch das Rätsel, warum die Westmänner trotz ihrer stets sonnengebräunten und wettergegerbten Haut „Bleichgesichter“ genannt wurden.

Als nach der völligen Niederschlagung jedes indianischen Widerstandes gegen den Raub ihres Landes keinerlei Anlass mehr bestand, irgendwas oder irgendwen in

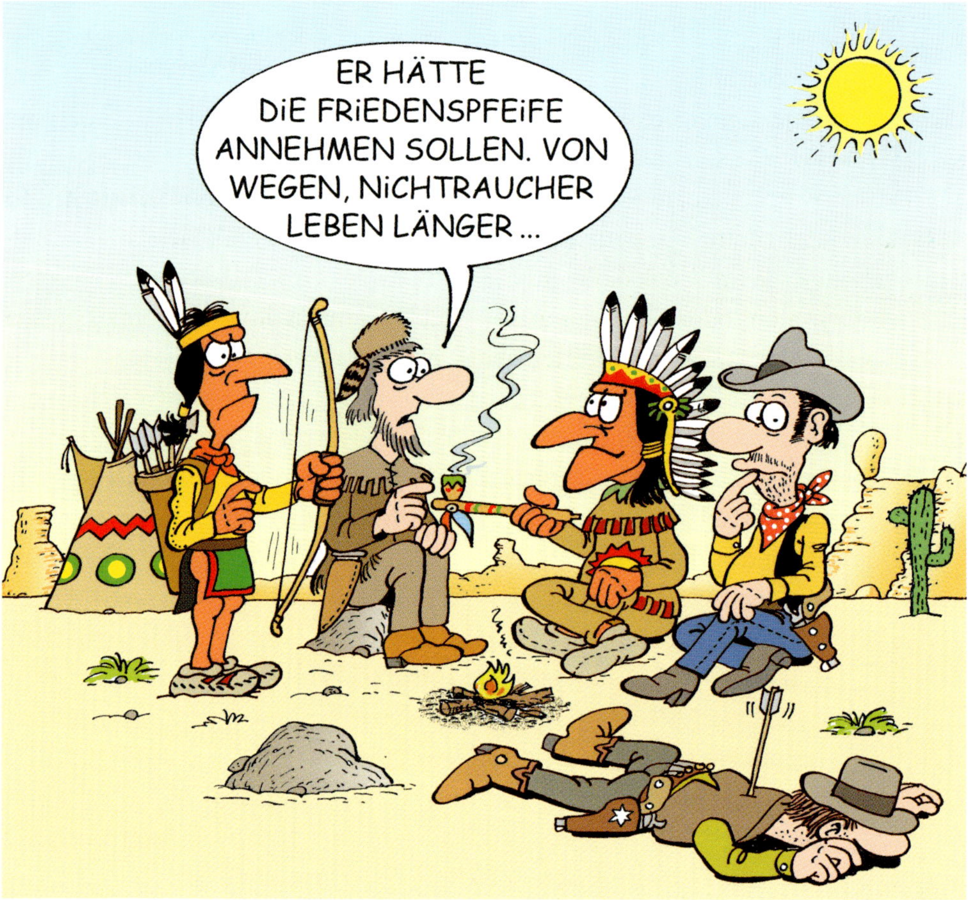
ER HÄTTE DIE FRIEDENSPFEIFE ANNEHMEN SOLLEN. VON WEGEN, NICHTRAUCHER LEBEN LÄNGER ...

der Pfeife zu rauchen, war eigentlich der optimale Zeitpunkt zum erleichterten Verzicht auf den Tabakkonsum gekommen. Die Indianervölkermörder aber hatten inzwischen Gefallen an dem Rauch-Ritual gefunden. Sie übernahmen den barbarischen Brauch und importierten ihn nach Europa. Eine tödliche Errungenschaft, die die massenhafte Vernichtung der Indianerfeinde zur Folge hatte: Seit der Eroberung der Neuen Welt sind mutmaßlich 100 Millionen Bleichgesichter an den Folgen des Tabakqualms qualvoll zu Tode gekommen. Mit Blasrohren, Tomahawks, Pfeil und Bogen wäre das schwerlich zu schaffen gewesen.

Den Indianern selbst hat der Tabakkonsum nicht sonderlich geschadet, denn sie rauchten eher selten im Rahmen von kultischen Handlungen. Die Herkunft des rituellen Rauch-Gebrauchs ist bis heute nicht vergessen: Auch in unserem Kulturkreis haftet der Tabakverbrennung noch eine gewisse magische Bedeutung an im Sinne eines Rauchopfers, man denke an die letzte Zigarette vor der Hinrichtung oder jene nach geglücktem Geschlechtsakt.

Anfangs war die Raucherei in den so genannten zivilisierten Gesellschaften noch auf relativ abgeschottete Räumlichkeiten begrenzt und der männlichen Gesellschaft vorbehalten – wie im Tabakskollegium Friedrichs des Großen oder in den bürgerlichen Rauchsalons oder Herrenzimmern, in denen Frauenzimmer nichts zu suchen hatten, außer zum Aufräumen, Lüften und Aschenbecher leeren.

Zunehmend bürgerte sich das Rauchen dann auch in den unteren Schichten der Gesellschaft ein. Da niemand permanent arbeiten kann oder mag, ist das Rauchen eine höchst geeignete Alternative, die untätigen Hände zu einer scheinbar sinnvollen Aktivität zu nutzen: Wer raucht, hat immer etwas in der Hand und zu tun, muss Pfeifen stopfen oder reinigen, Zigarren beschneiden oder anstechen, Zigaretten drehen oder aus Schachteln zupfen, sie anzünden oder ausdrücken.

Begünstigt durch die industrielle Massenfertigung von Tabakwaren gegen Ende des 19. Jahrhunderts breitete sich die Unsitte daher epidemisch aus, im Zuge der Emanzipation verfielen in den 20er-Jahren auch immer mehr Frauen dem Knaster-Laster, und es wurde bald überall und zu jeder Zeit geraucht. Zu rauchen, entwickelte sich zum menschlichen Normalzustand. Und es war wie zu Beginn der Menschheitsgeschichte: Alle Behausungen waren bis zur absoluten Sättigung der Atemluft vollgequalmt mit beißendem Rauch wie anno Neandertal.

Das Ende der Rauchzeit

Dann die Gegenbewegung: Aus für die Dampflok! Schluss mit den Kohlekraftwerken! Blauer Himmel über der Ruhr! Nach der industriellen Revolution und dem noch in vollen Zügen verqualmter Luft genossenen Wirtschaftswunder konnten die schlimmsten Folgen des Rauchausstoßes bald durch Filteranlagen für die Industrie, Katalysatoren und Rußfilter für Autos und gesetzliche Auflagen für Heizungen auf ein halbwegs erträgliches Maß gemildert werden. Mit dem zeitgleich aufkommenden Umwelt- und Gesundheitsbewusstsein erhielt die Antiraucherbewegung enormen Auftrieb.

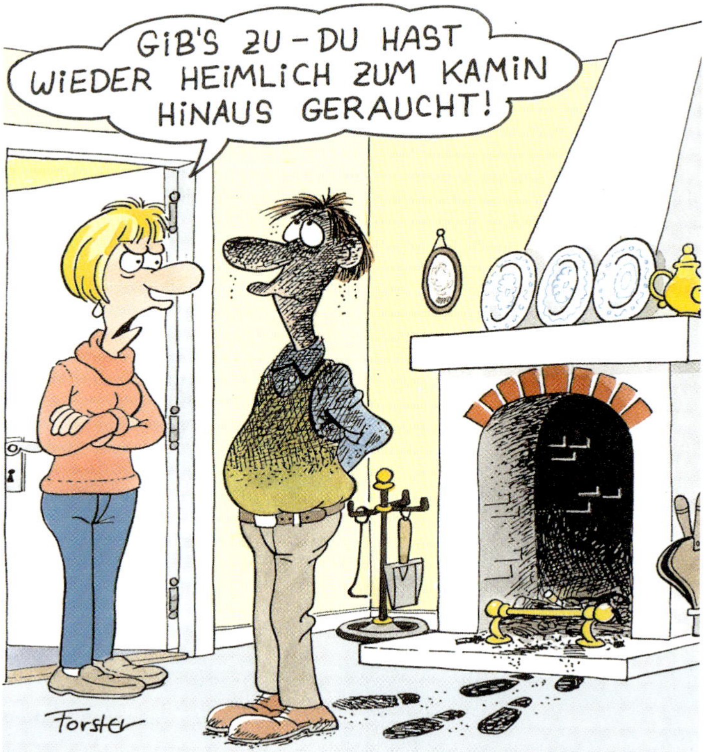
GIB'S ZU – DU HAST WIEDER HEIMLICH ZUM KAMIN HINAUS GERAUCHT!
Forster

Solange es alle taten und es überall qualmte, fielen einzelne Raucher nicht unangenehm auf. Doch seitdem immer mehr Individuen sich zum nicht rauchenden Teil der Menschheit bekennen, stehen die zunehmend isolierten Raucher gesellschaftlich, besonders bei geselligen Zusammenkünften, als rücksichtslose Luftverpester da, verantwortlich für den passiv rauchend erworbenen Gesundheitsruin ihrer Mitmenschen. Einziger Trost: Als Angehörige einer starken Minderheit stehen sie selten allein da in der Raucherecke, in der für

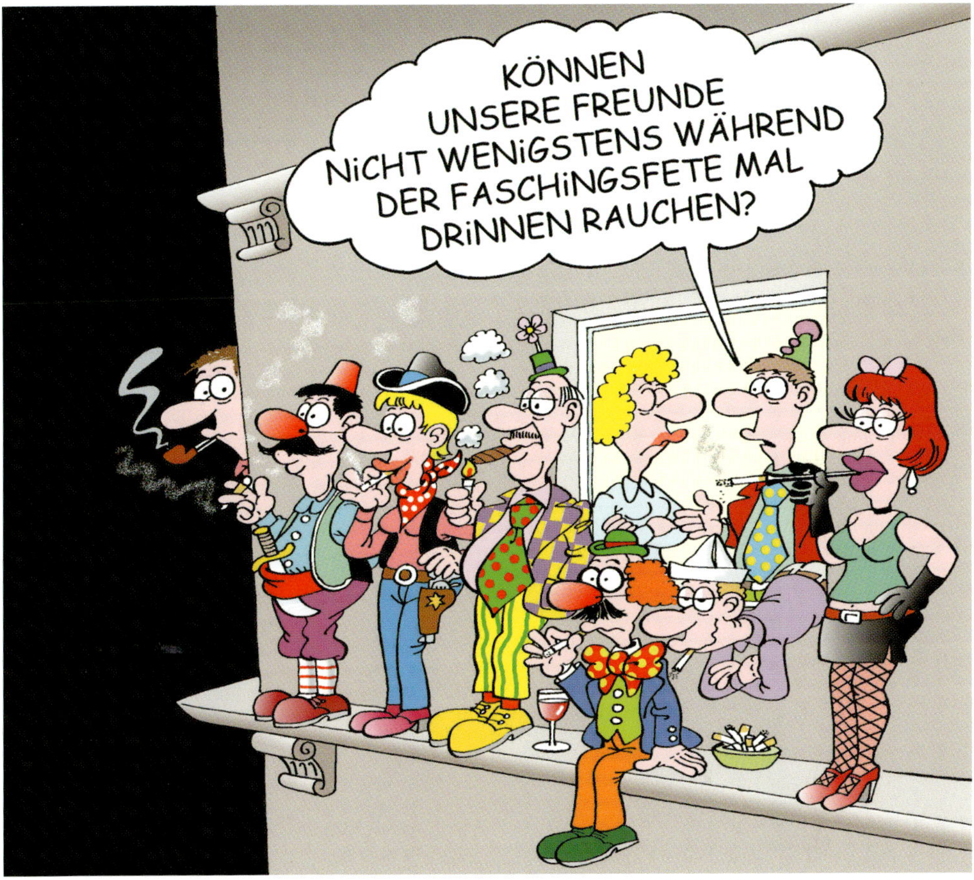
KÖNNEN UNSERE FREUNDE NiCHT WENiGSTENS WÄHREND DER FASCHiNGSFETE MAL DRiNNEN RAUCHEN?

Raucher reservierten Rumpelkammer, auf dem Balkon oder schlimmstenfalls am äußersten Rand der Gesellschaft.

Tatsache ist: Rauchen steht im Konflikt mit dem Immissionsschutzgesetz, welches untersagt, umweltbelastende Ausdünstungen zu Leuten zu schicken, die das nicht wollen. Um sich nicht völlig unbeliebt zu machen, bemühen Raucher sich schon aus eigenem Interesse, ihrem Laster zu frönen, ohne andere zu belästigen. Tun sie es nicht, werden sie dazu genötigt und gesellschaftlich ausgegrenzt. Denn alle Anstrengungen, den Rauch von Frischluftfanatikern fernzuhalten, sind leider völlig vergeblich, wie die Erfahrung zeigt. Für die Ausdehnung rauchhaltiger Luft gelten nämlich folgende Naturgesetze:

1. Im Freien zieht Tabakqualm grundsätzlich zu den anwesenden Nichtrauchern hin, und zwar unabhängig von der Windrichtung. Ein physikalisch rätselhaftes Phänomen, aber empirische Tatsache. Womöglich zeigen sich da im Tabak noch magische Kräfte der einstigen Kultpflanze der Maya-Schamanen.

2. Rauch, der zum Fenster hinausgepustet wird, zieht sofort wieder in den Raum hinein, und zwar unabhängig von der Windrichtung. Das ist wissenschaftlich erklärlich, denn: Bläst der Wind dem Raucher entgegen, ist der Fall sowieso klar. Kommt er von hinten, dann streicht er seitlich und übers Dach am Haus vorbei, verursacht einen Unterdruck auf der windabgewandten Hausseite, der durch Luftverwirbelungen in Gegenrichtung ausgeglichen wird – in den Raum hinein, aus dem heraus geraucht wird. Da hilft es auch nicht, sich weit aus dem Fenster zu lehnen – es stinkt. Erst zum Himmel, dann ins Zimmer.

3. Es nützt nicht einmal etwas, einen leistungsstarken Standventilator direkt hinter sich zu postieren. Ich habe es probiert: Der Rauch wird zwar zum Fenster rausgeblasen, zieht aber sofort wieder rein. Denn der Ventilator verdrängt Luft aus dem Raum, die diesem dann fehlt – der entstandene Unterdruck wird sofort wieder ausgeglichen durch die nächstliegende Außenluft. Und das ist die vor dem offenen Fenster, die wir gerade mit Rauch geschwängert haben.

Die Erfahrung lehrt: Raucher machen sich unbeliebt oder schlimmer noch, ungeliebt, denn es wird immer schwieriger, rauchende Partner oder Partnerinnen fürs Leben zu finden, oder wenigstens für eine Nacht. Ist die Person qualmallergisch, endet die Beziehung spätestens bei der „Zigarette danach". Bereits der Kuss-Genuss wird bei rauchenden/nicht rauchenden Misch-Beziehungen empfindlich beeinträchtigt. Also: Rauchen ist ungesund und abstoßend. Schon die wunderbare Schriftstellerin und Salonlöwin Madame de Staël (1766–1817) fand: „Wer Tabak raucht, riecht wie ein Schwein, wer Tabak schnupft, sieht aus wie ein Schwein, wer Tabak kaut, ist ein Schwein." Ob sie das auch ihrem Tabak schnupfenden Freund Friedrich Schiller so ins Gesicht gesagt hat, ist nicht überliefert. Wenn ja, war er bestimmt noch verschnupfter.

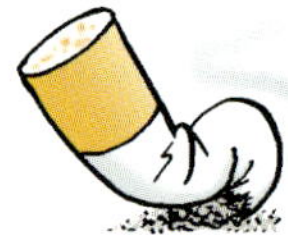

Wie dem sei – wir schwören dem Tabakkonsum jetzt vorläufig endgültig ab, und zwar sofort ohne Wenns und Abers! Okay?

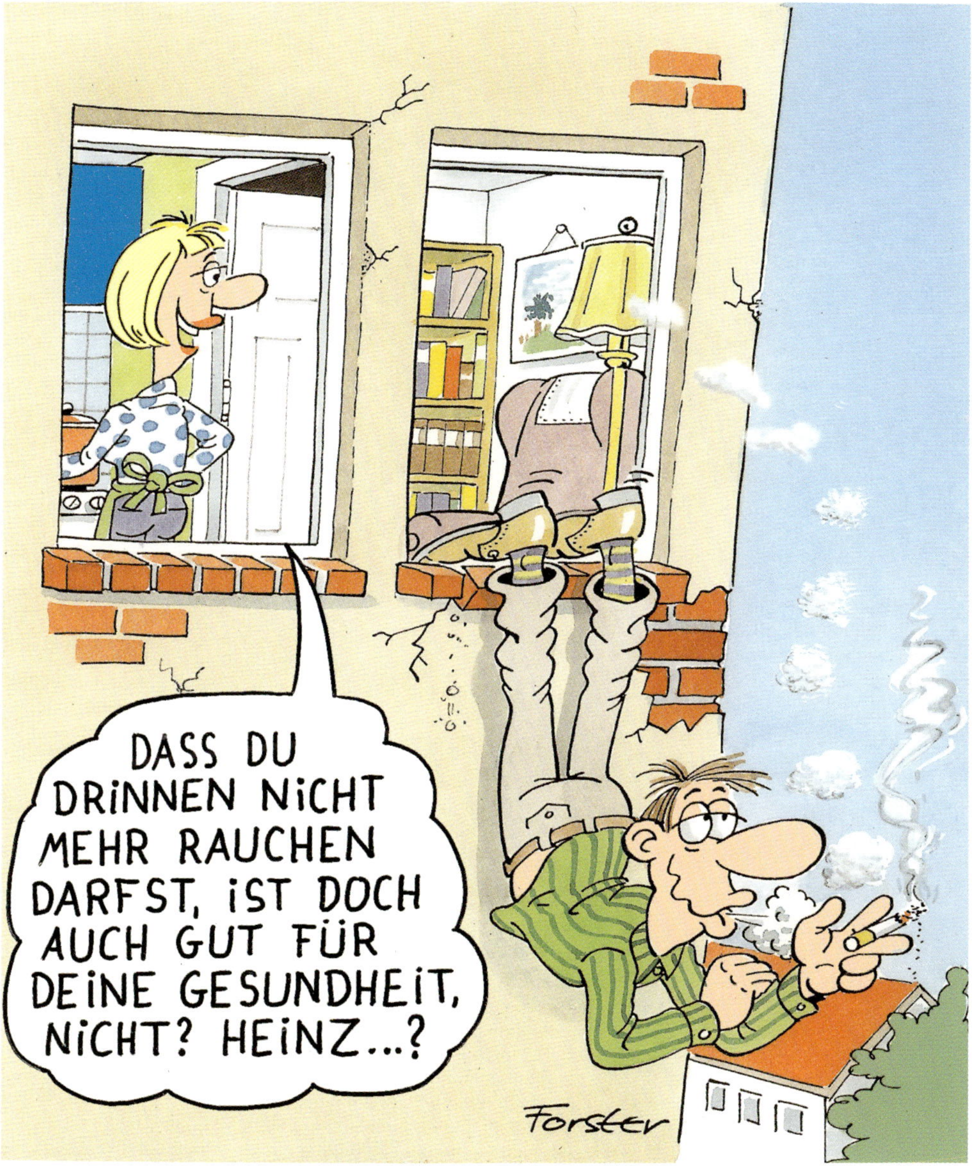
DASS DU DRINNEN NICHT MEHR RAUCHEN DARFST, IST DOCH AUCH GUT FÜR DEINE GESUNDHEIT, NICHT? HEINZ...?
Forster

Die beliebte Übung des Rauchens zum Fenster hinaus zeigt, dass Raucher nicht auf Gedeih und Verderb am Leben hängen, sondern des Genusses wegen bereit sind, ein gewisses Risiko einzugehen.

2 Die Wahl der passenden Entzugsmethode

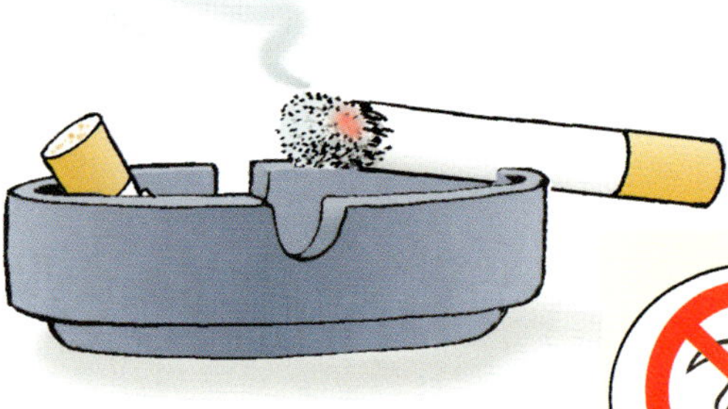

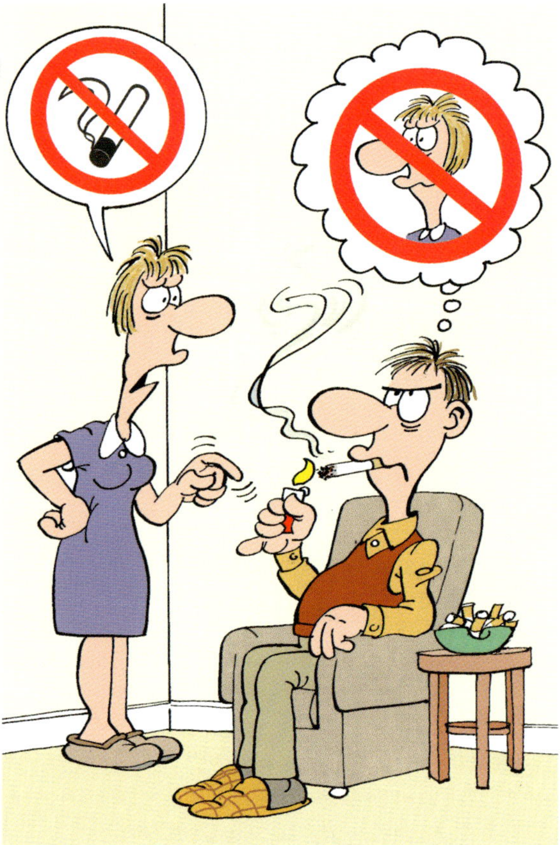

Mal ehrlich: Wenn es nicht so ungesund wäre und stinken täte, würden wir eigentlich nichts lieber wollen, als in aller Ruhe vor uns hin zu paffen, ohne dauernd von verbissenen Gesundheitsaposteln und fanatischen Tabakhassern in unserem Genuss gestört zu werden. Würden gerne die Zeitung bei Kaffee und Zigarette lesen, ohne auf jeder zweiten Seite unheilvolle Meldungen über die verderbliche Wirkung des Tabakrauchens zu finden und auf den anderen Seiten Berichte über den herzkranzzerfressenden Effekt des Kaffeetrinkens.

Aber so ist es nun mal – die Sterblichkeitsrate bei Rauchern beträgt 100 %. Das ist eine Tatsache. Bei Karottenfressern ist sie ebenso hoch, aber das ist deren Problem. Also machen wir uns gemeinsam auf den Weg ins Nichtraucherlager. Auch wenn uns da ein Haufen verbiesterter, militanter Ex-Raucher erwartet. Die grundsätzlich keinen Spaß verstehen, wenn es um Tabakgenuss geht. Denn niemand ist verständnisloser und unnachgiebiger als Überläufer und Bekehrte.

Zuerst müssen wir eine passende Entzugsmethode wählen. Dieses Buch bietet völlig neue Auswege aus der Abhängigkeit von dem braunen Kraut. Wir sollten aber erst die einschlägig bekannten Entwöhnungstechniken und -taktiken durchprobieren, vielleicht ist ja was Geeignetes dabei. Bekannt sind:

- Die radikale Schlusspunkt- oder Sofort-Methode: Von heute auf morgen ohne therapeutische oder medikamentöse Unterstützung aufhören, basta!
- Die durch Nikotinpräparate unterstützte Ausstiegsmethode: Ersatz der Tabakwaren durch nikotinhaltige Produkte, die in immer geringeren Dosen verabreicht werden, bis sie irgendwann nicht mehr gebraucht werden.
- Das Schritt-für-Schritt-Verfahren (Reduktionsmethode), also das allmähliche Entwöhnen durch kontinuierliche Verringerung des Zigarettenkonsums.
- Die Kräuterzigaretten-Methode: Ersatz der heiß geliebten Zigaretten durch nikotinfreie Glimmstängel.
- Die Ekelmethode: Durch exzessives Dauerrauchen wird Widerwillen gegen jeglichen weiteren Tabakkonsum hervorgerufen.
- Die Akupunktur-Methode: Durch Nadeln an den richtigen Stellen wird das Geschmacks- und Lusterlebnis beim Rauchen sabotiert.
- Die Hypnose-Methode: Wahrscheinlich suggeriert sie Betroffenen, dass es überhaupt keinen Tabak gibt, dass sie nie geraucht haben und damit auch gar nicht erst anfangen wollen. Also darauf gehe ich gar nicht erst ein.
- Die finale Ad-finitum- oder Bis-zum-bitteren-Ende-Methode: Auf dem letzten Lungenloch pfeifend weiterrauchen bis zum finalen qualmdurchsetzten Atemzug, dann hat sich's ausgeraucht.

Kaum eine dieser Methoden führt zuverlässig zum Erfolg, die Rückfallquoten sind unterschiedlich hoch, aber in jedem Fall sehr hoch. Todsicher klappt es nur mit der letzten, der finalen Methode. Aber dazu braucht man kein Buch, und deswegen lassen wir das hier weg.

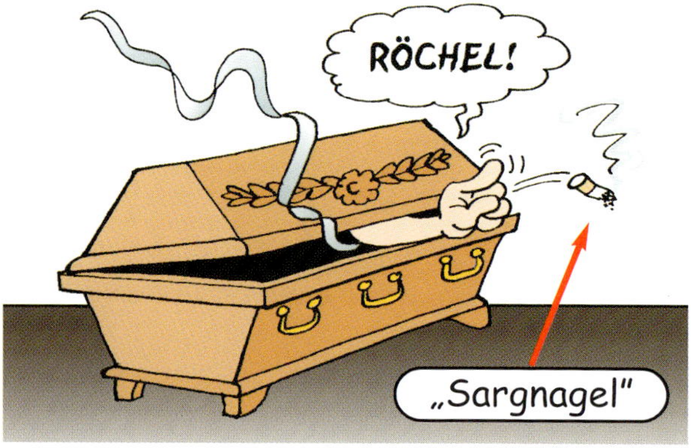

Um den für uns geeigneten Ausweg aus der Tabak-Falle zu finden, gilt es zuerst, den Grad der Nikotinabhängigkeit zu ermitteln. Dazu gibt es verschiedene Methoden:

1. *Der Hamster-Test*

Schwerstabhängige Dauerraucher leben in der ständigen Angst, unterwegs könnte die Nikotinzufuhr versiegen. Um dem vorzubeugen, betreiben sie eine raffinierte Vorratswirtschaft, die den ungefähren Grad der Abhängigkeit verrät. Welche der unteren Möglichkeiten würden Sie bevorzugen?

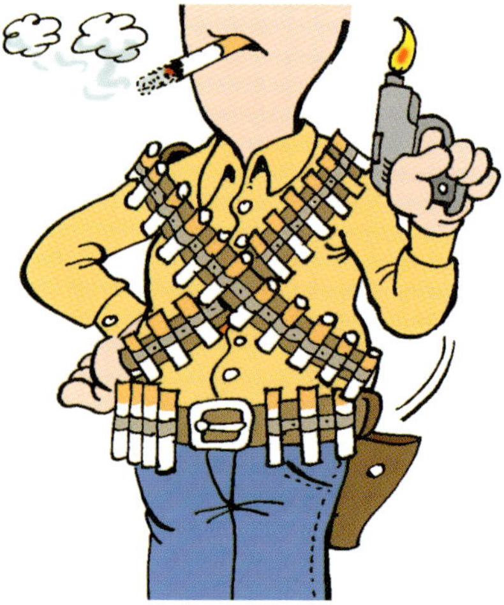

A *Abhängigkeit: Relativ normal*

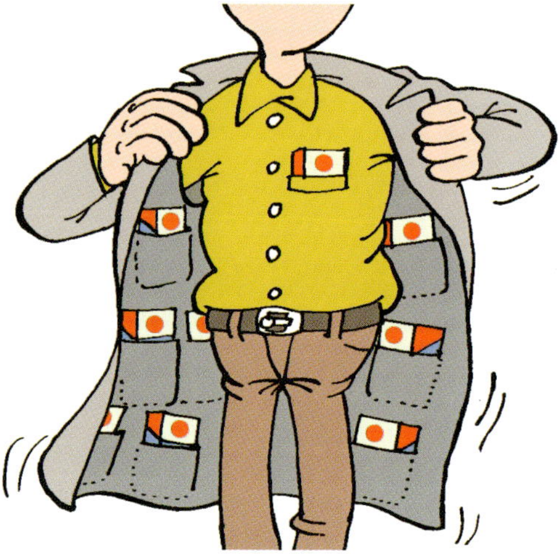

B *Abhängigkeit: Ziemlich bedenklich*

2. *Die Feuer-Probe*

Schauen Sie sich das untere Bild an. Würden Sie ebenso handeln wie der Herr, wenn Sie kein Feuer dabeihaben und seit einer halben Stunde nicht rauchen konnten? Zutreffendes ankreuzen.

☐ Ja

☐ Nein

Vorläufiges Testergebnis:
Wenn Sie A und/oder B gewählt und „Ja“ angekreuzt haben, sind Sie kein leichter Fall und müssen unbedingt weitermachen. Andernfalls auch.

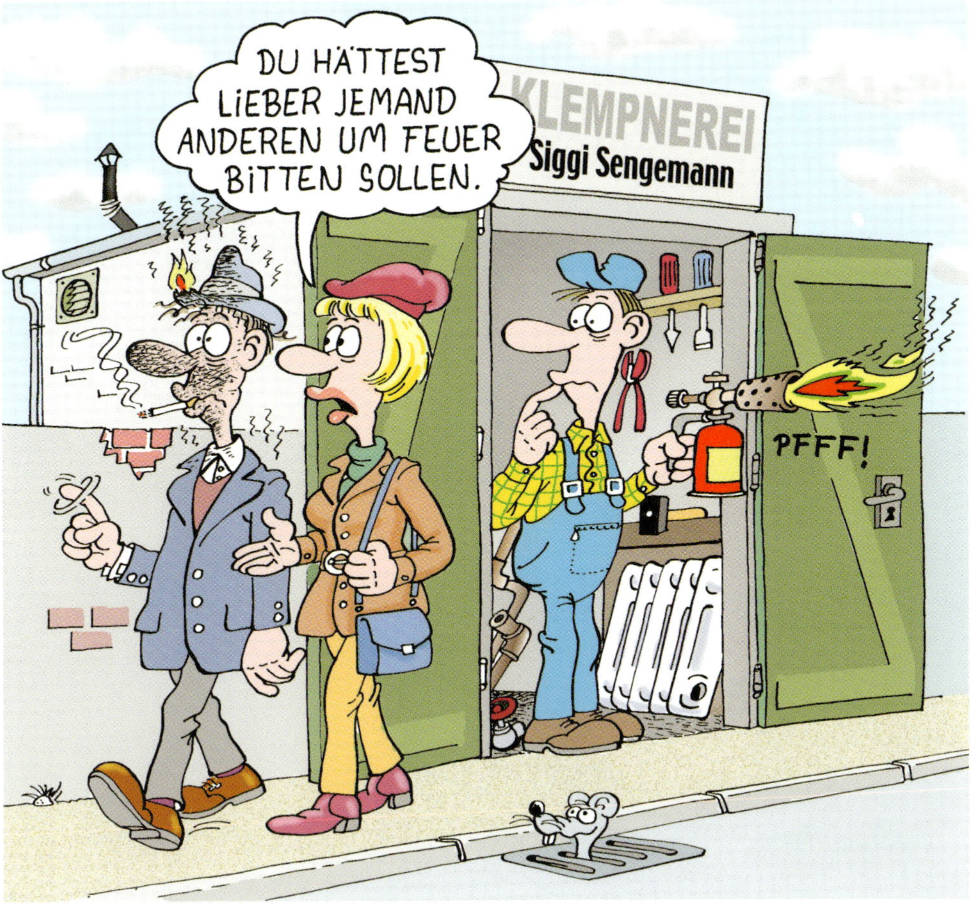
DU HÄTTEST LIEBER JEMAND ANDEREN UM FEUER BITTEN SOLLEN.
KLEMPNEREI
Siggi Sengemann
PFFF!

Der Draufgänger-Test: Jetzt stellen Sie sich vor, Sie hätten seit Stunden nicht geraucht – wie weit würden Sie auf der Zigarettenabhängigkeitsskala (**C**igarette **D**ependance **S**cale) gehen, um an Feuer zu kommen?

CDS

bis hier ... **A**

bis hier ... **B**

bis hier ... **C**

oder hier? **D**

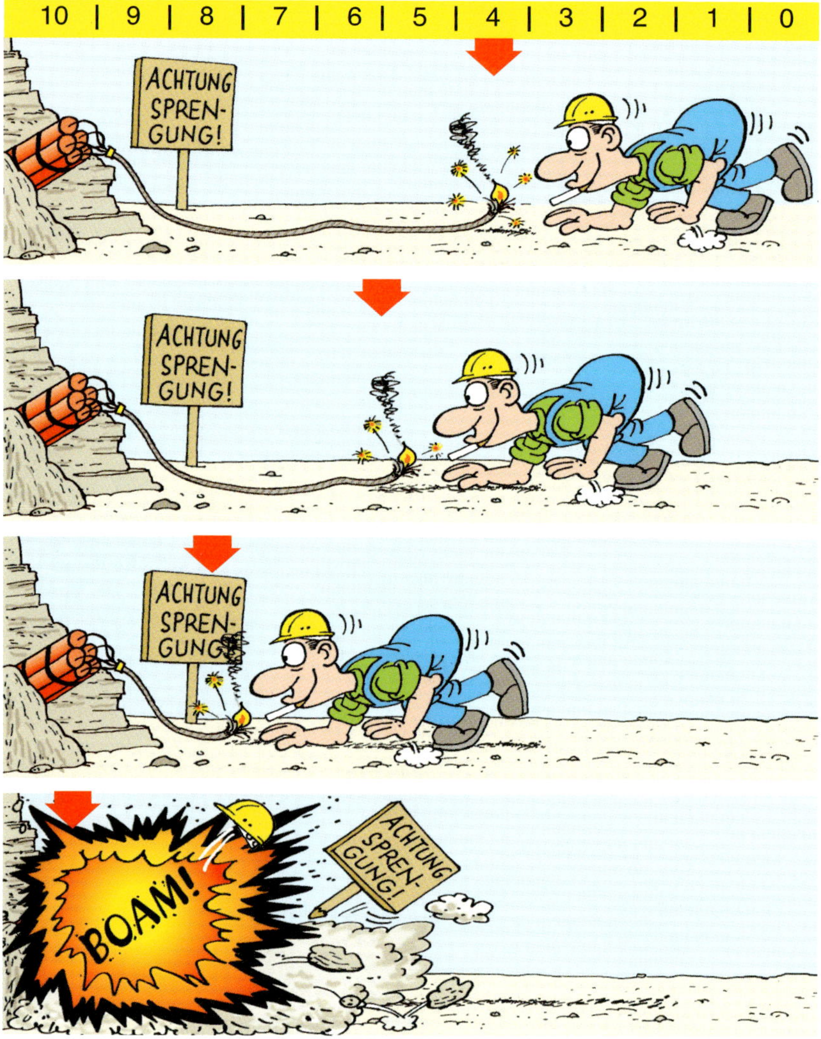

Auswertung:

A) sehr abhängig • B) seehr abhängig • C) seeeehr abhängig • D) hat sich erledigt

Der Prof.-Niko-Tinlos-Test: Zur Feinbestimmung der Nikotinabhängigkeit dient der Test von Prof. Dr. Niko Tinlos (Schweiz). Zur Auswertung addieren Sie die für jede passende Antwort vergebenen Punkte:

			Punktzahl
1.	***Wann rauchen Sie morgens die erste Zigarette?***		
	Ich rauche auch im Schlaf	3	
	Sofort nach dem Abschalten des Weckers	2	
	Nach 1 bis 2 Minuten	1	
	Zusammen mit dem ersten Kaffee	0	
2.	***Rauchen Sie auch während des Essens?***		
	Nein, ich esse während des Rauchens	3	
	Nur nach jedem zweiten Bissen	2	
	Nur zwischen den Gängen	1	
	Mir reichen einige zum Digestif	0	
3.	***Rauchen Sie unter der Dusche?***		
	Nein, erst wieder beim Abtrocknen	0	
	Ja, außer beim Haare waschen	1	
	Natürlich	2	
	Ich dusche nie, weil ich dabei nicht rauchen kann	3	
4.	***Rauchen Sie beim Beischlaf?***		
	Selbstverständlich	3	
	Nur mal zwischendurch, wenn sich's hinzieht	2	
	Nur vorher – nachher	1	
	Nein, Sex lenkt mich vom Rauchgenuss ab	0	
5.	***Wie viele* rauchen Sie am Tag?***		
	1 bis 3	0	
	4 bis 6	1	
	7 bis 10	2	
	(* Packungen, natürlich)		

Gesamtpunktzahl aus den Fragen 1 bis 5:

Ergebnis:

0–3 Punkte:

Sie sind als Kaumraucher relativ wenig abhängig und hätten sich den Kauf dieses Buches sparen können. Trotzdem vielen Dank!

4–7 Punkte:

Sie sind als durchschnittlicher Normalverraucher etwas ziemlich süchtig und sollten weiterlesen.

8–11 Punkte:

Sie sind als Dauerraucher schwer süchtig und müssen die nächsten Kapitel sorgsam durcharbeiten und allen Anweisungen genau folgen.

12–15 Punkte:

Sie sind als pathologischer Nonstop-Raucher eh nicht mehr zu retten. Sie können das Buch beiseite legen. Genießen Sie Ihre letzten Tage.

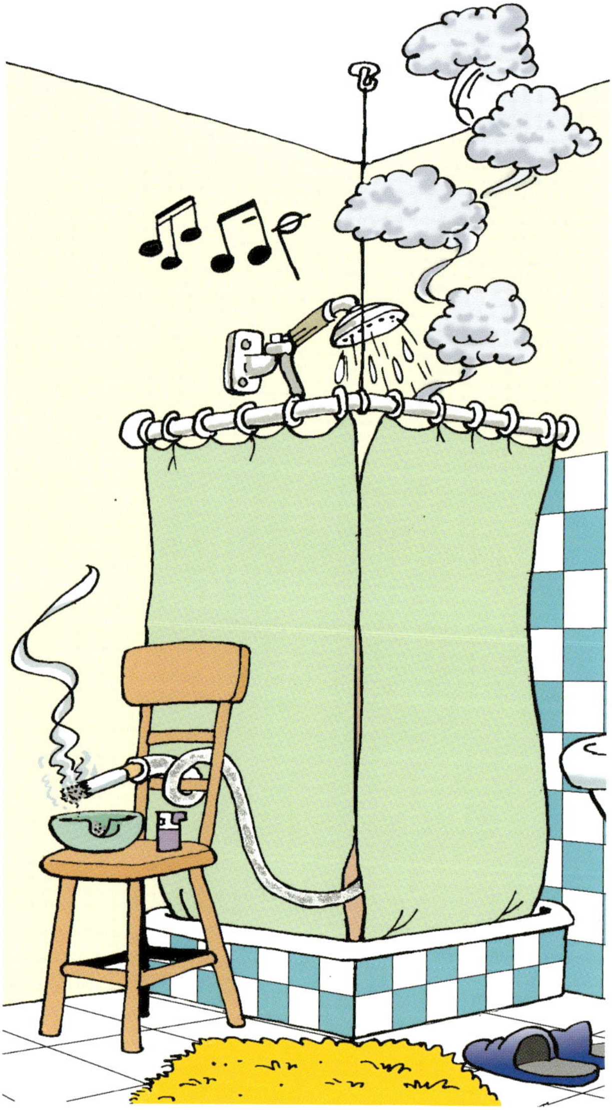

Passionierte Raucher finden immer Mittel und Methoden, sich ihrer Leidenschaft auch unter widrigen Umständen hingeben zu können.

Ich habe diese Tests hier aufgeführt, weil so etwas zu einem ordentlichen Rauchentwöhnungs-Buch dazugehört. Ist aber eigentlich überflüssig, denn wie abhängig wir sind, wissen wir sehr gut, wir bekommen das schließlich täglich zu spüren. Sehr verschieden – je nach dem Grad und der Art der Abhängigkeit – sind die Entzugssymptome. Sie reichen von leichten Formen wie Nervosität und gesteigerte Erregbarkeit über mittelschwere wie Gereiztheit, Pestlaunigkeit und anfallartige Aggressivität (Chef anschnauzen, Kinder verhauen) bis zur völligen nervlichen Zer-

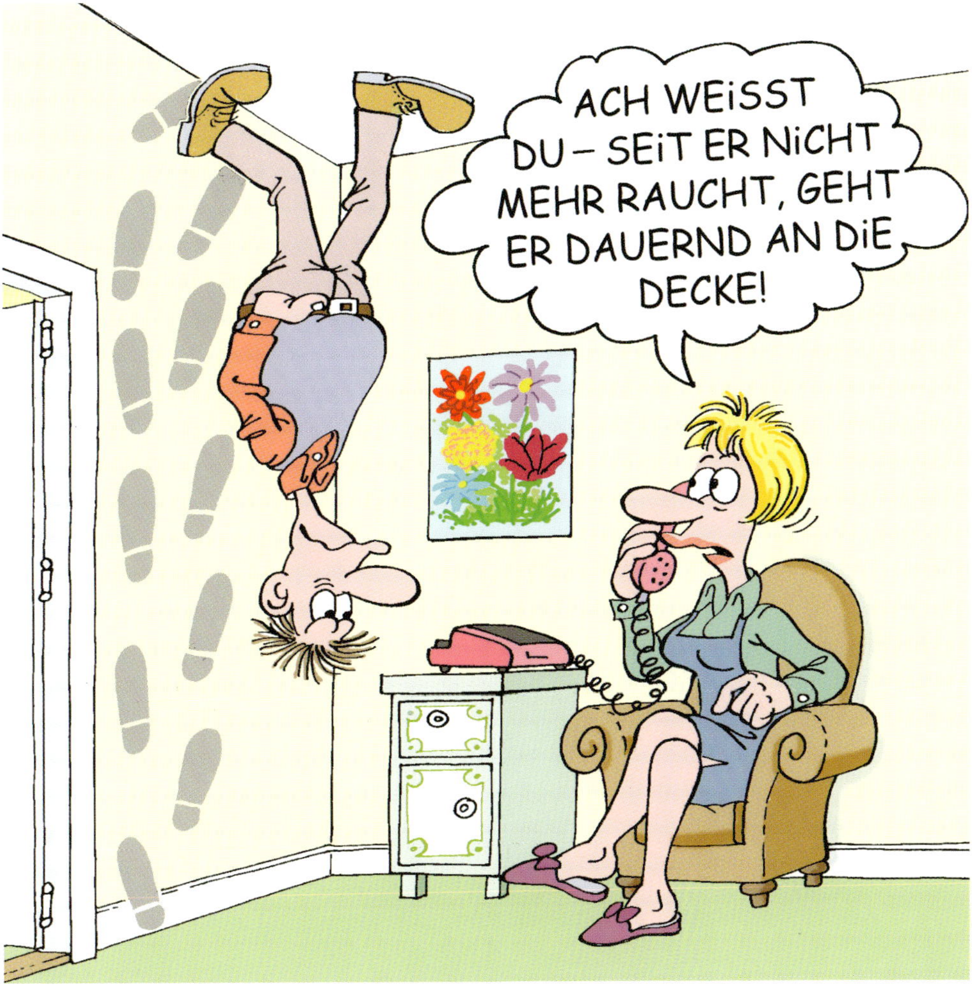
ACH WEISST DU – SEIT ER NICHT MEHR RAUCHT, GEHT ER DAUERND AN DIE DECKE!

rüttung. Die Krisen kündigen sich durch rastloses Auf- und Abgehen (wie Tiger in Raubtierkäfig), häufiges Haareraufen, Händezittern (der so genannte Tremor) an.

In extremen Fällen kann es zu Ausbrüchen von Gewalttätigkeit, Zerstörungswut und Flucht in den temporären Irrsinn kommen. Das äußert sich z. B. in den gefürchteten Ausnahmezuständen des Ausrastens, An-die-Decke-Gehens oder In-den-Teppich-Beißens.

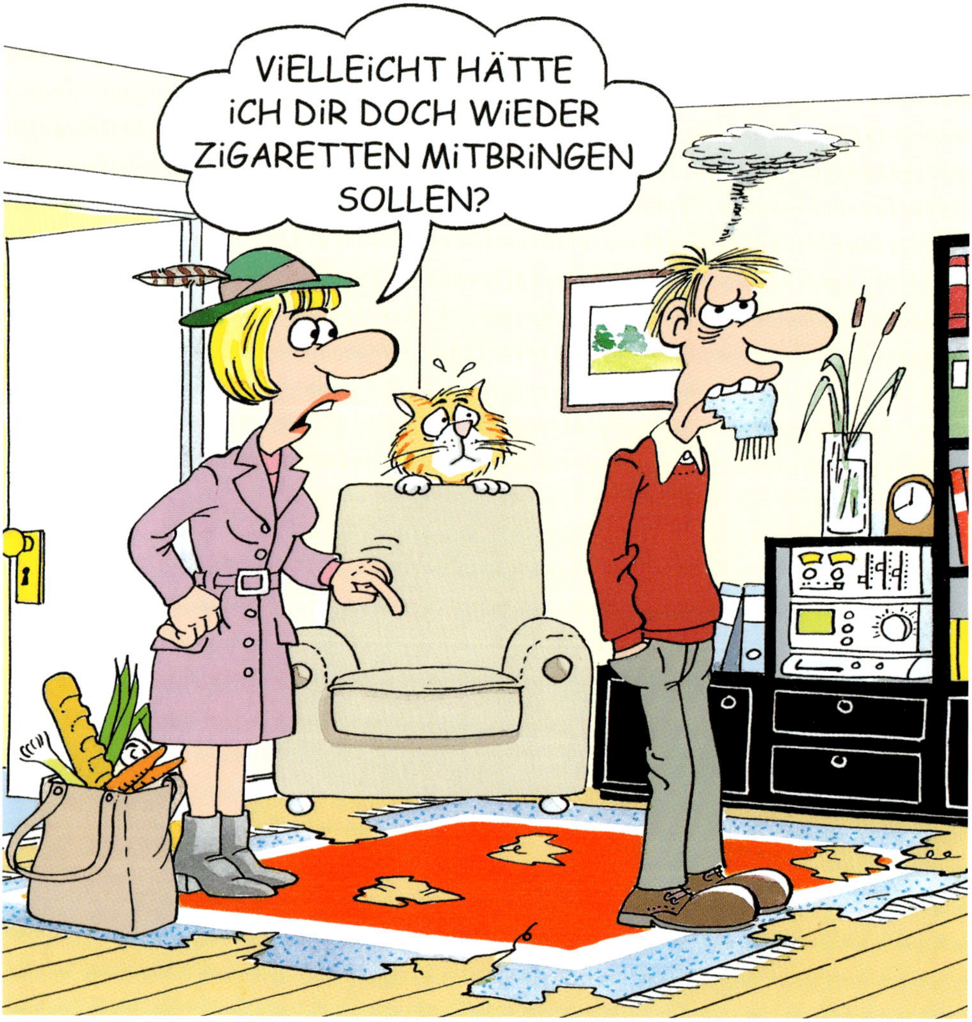

Entscheidend für die Probleme beim Nikotinentzug ist aber nicht in erster Linie die täglich verpaffte Zigarettenmenge, sondern eher der Rauchercharakter, also mehr ein psychologisches Problem. Wie schnell, und vor allem, für wie lange man das Rauchen bleiben lassen kann (1 Stunde, 1 Tag, 1 Jahr, 1 Leben lang), hängt davon ab, in welche Kategorie man gehört. Wir unterscheiden folgende Rauchertypen, die sich an den verschiedenen Formen des Rauchverhaltens leicht erkennen lassen:

Die **gelangweilten Gelegenheitsraucher** tun so, als seien sie nicht darauf angewiesen, das tun sie allerdings in einem fort. Sie halten die Zigarette locker zwischen Daumen und Zeigefinger und vergessen regelmäßig, die Asche abzuklopfen. Einige zünden sich ständig Zigaretten an, ohne sie zu rauchen, nur um sie gleichgültig im Aschenbecher verglühen zu lassen.

Der **schuldbewusste Verlegenheitsraucher** tut, als würde er gar nicht rauchen, verbirgt die Zigarette schamhaft zwischen Daumen und den übrigen Fingern in der Hand (die deshalb besonders vergilbt ist und übel stinkt).

Die **destruktiven Dauerraucher** oder **penetranten Permanenz-Paffer** rauchen immer und überall, im Kino, auf Säuglingsstationen, an Sterbebetten. Sie rauchen finsteren Blickes (um möglichen Beschwerden wegen Rauchbelästigung gleich vorzubeugen) und eine nach der anderen, oft auch mehrere gleichzeitig. Als todesverachtend-coole Offensivraucher verzichten sie weitgehend auf die Hände als Zigarettenhalter, sie zählen zu den Lippenklemmern, die die Zigarette ständig im Mund haben.

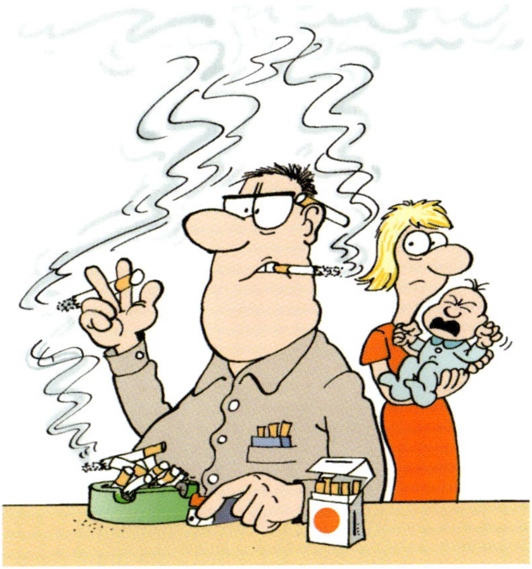

Destruktiver Dauerraucher

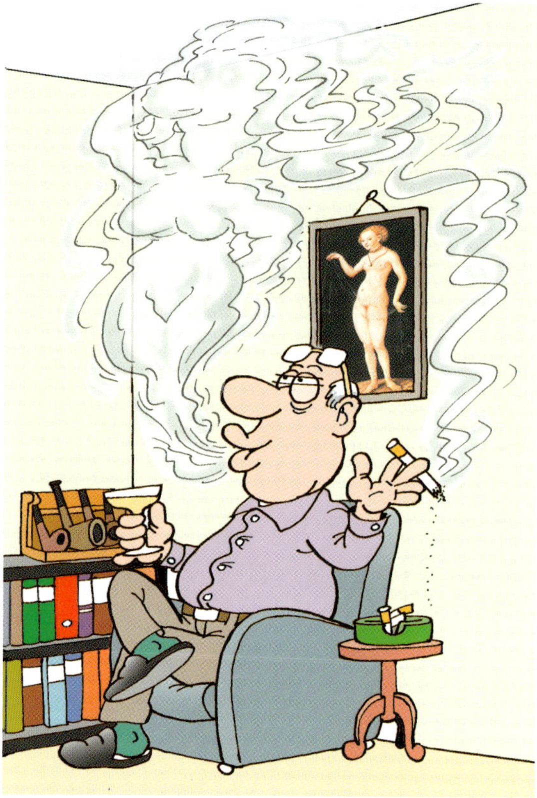

Genusssüchtiger Qualmgourmet

Infantil-orale Lustlutscher – sie saugen mit kleinem, gekräuseltem O-Mund an der Zigarette, als wäre es die mütterliche Zitze, in ständiger Angst, die Quelle könnte versiegen. Wenn man ihnen die Zigarette wegnimmt oder verbietet, müssen sie weinen.

Genusssüchtige Qualmgourmets bewegen die Zigarette zwischen Fingern und Lippen ständig hin und her, oft auch kalt als Vorspiel vor dem eigentlichen Rauchakt. Sie zelebrieren das Rauchen, lehnen sich dabei schmunzelnd zurück, schlagen ein Bein über, behalten den Rauch demonstrativ lange in der Lunge, bevor sie ihn mit schnabelförmig gespitzten Lippen aufwärts gegen die Zimmerdecke entlassen, und schauen ihm dabei mit verengten Augen nach. Als Lust-Menschen finden sie es lustig, Rauchfiguren zu fabrizieren, und bringen es dabei mit besonderer Atemtechnik und Lippenakrobatik zu bemerkenswerter Kunstfertigkeit.

Der **profane Profiraucher** oder **durchschnittliche Berufsraucher** – der unauffällige Rauchertyp, der raucht, wie andere mal ’ne Banane essen: Es fällt nicht weiter auf, es gehört bei ihm einfach dazu. Er raucht sehr regelmäßig und wie selbstverständlich. Dieser Typ kann aber durchaus auch mal stundenlang nicht rauchen, wenn ihm nicht danach ist, oder wenn er sich in Gesellschaft von Antinikotinisten befindet. Er macht kein Aufhebens davon, denn er weiß: Nach der Aus-Zeit schmeckt ihm die nächste Zigarette ganz besonders gut.

Der **nervlich zerrüttete Stress-Sauger** oder **hektische Inhalator** führt die Zigarette in Sekundenabständen zum Mund, entfernt sie nie weiter als wenige Zentimeter von den Lippen, raucht stets mit leicht offenem Mund, wie gehetzt. Er hält sich verzweifelt an dem Glimmstängel fest wie ein Junkie an der Nadel.

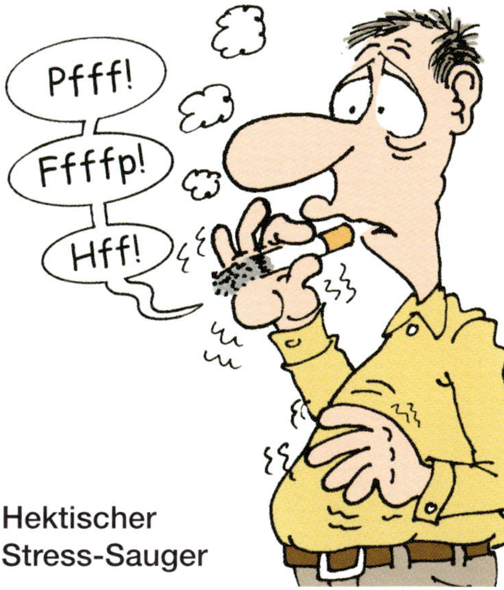

Hektischer Stress-Sauger

Als Untertypen sind noch die **Tabaktrottel** bzw. **Nikotinnarren** erwähnenswert, die völlig grundlos rauchen, obwohl es ihnen gar nicht wichtig ist, die aber auch nicht aufhören, weil ihnen das auch nicht wichtig ist. Und die **Quartalsraucher**, die ähnlich wie die Quartalssäufer nur von Zeit zu Zeit einen Suchtanfall bekommen (so alle Viertelstunde, daher der Name).

Wenn Sie Ihren Rauchertyp erkannt und sich eingeordnet haben, kommen wir der Sache näher. Die destruktiven Dauerraucher können uns jetzt verlassen, denn sie sind unheilbar. Ihre zerstörerische Energie richtet sich nicht nur gegen die passiv mitrauchende Menschheit, sondern auch gegen sie selbst, und dass sie sich mit ihrem Laster zugrunde richten, ist ihnen wurscht. Und uns auch.

Ich ordne mich in die Gruppe der profanen Profi- bzw. durchschnittlichen Berufsraucher ein. Wie die Gelegenheits- und Verlegenheitsraucher fühle ich mich zwar ziemlich, aber nicht brutal abhängig. Denn ich kann aus Rücksichtnahme oder Höflichkeit auch zeitweise verzichten. So 20 bis 30 Minuten. Ein geeigneter Fall für den kurzentschlossenen, knallhart durchgezogenen Sofort-Ausstieg. Und das sei ganz einfach, sagen Witzbolde, denn man müsse ja nur auf eine einzige Zigarette verzichten – auf die nächste. Das zieht bei mir nicht: Ich lasse einfach die nächste weg und rauche dann eben gleich die übernächste. Also es wird richtig hart werden ...

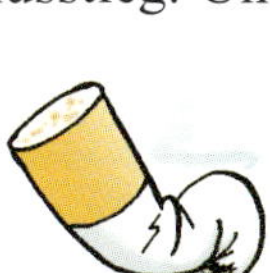

3 Der schnelle Ausstieg aus dem Knaster-Laster

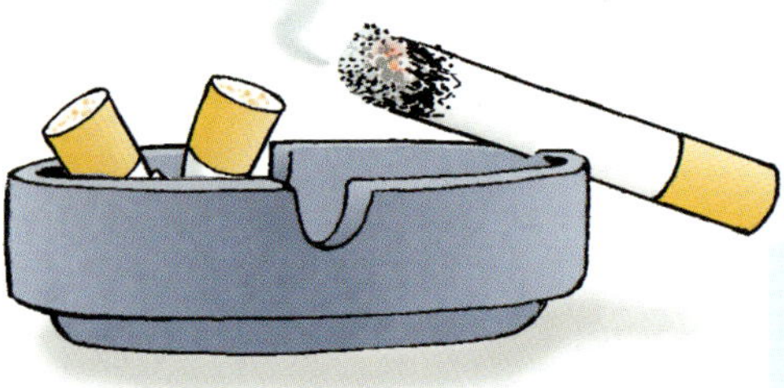

Also machen wir es schnell und schmerzhaft: Wir brauchen zum Leben keinen Rauch und hören deshalb auf zu rauchen. Von heute auf morgen. Zu einem selbstbestimmtenTermin. So einfach ist das.

Okay, wir bekommen gewisse Entzugserscheinungen, und wir geraten immer wieder in Situationen, in denen wir gewohnheitsmäßig geraucht haben und in denen die Versuchung besonders groß ist. Das soll aber alles nicht wirklich schlimm sein, versichern uns einige Antipaffbuch-Autoren, nicht schlimmer als eine Grippe oder andere Unpässlichkeit, die in ein paar Tagen oder längstens zwei, drei Wochen überwunden ist.

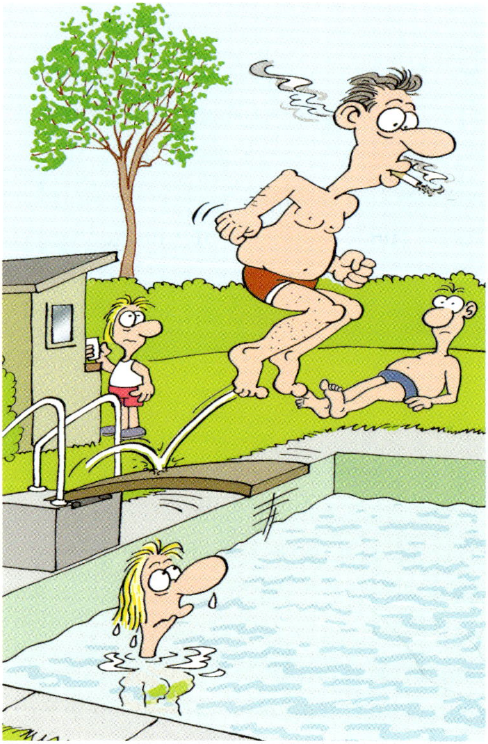

Der beherzte Sprung ins kalte Wasser ist für viele die sicherste Methode, schnell Schluss mit dem Rauchen zu machen.

Also gut, machen wir es! Das stehen wir schon durch, und dann haben wir es hinter uns. Wir sollten allerdings eine relativ stressarme Zeit vor uns haben, nicht gerade vor einem Konkurs oder einer Kündigung stehen, Beziehungs- und Ehekrisen sollten sich im Rahmen der gewohnten Nerverei bewegen.

Es folgt das authentische Protokoll eines Nikotinentzugs nach der Schlusspunkt-Methode – ohne unterstützende Nikotinpräparate, die die Abhängigkeit ja nur unnötig verlängern. Machen Sie einfach mit!

Die knallharte Schlusspunkt-Methode

Tagebuchnotizen eines Ausstiegskandidaten

SAMSTAGABEND EINES TAGES IM JAHR 2006

17.00 UHR: Alles klar, ab Sonntag früh wird nicht mehr geraucht. Den Termin setze ich mir als definitiven Schlusspunkt. Bis zum Geschäftsschluss habe ich alles Münzgeld ausgegeben, damit ich mir keine Zigaretten aus Automaten ziehen kann. Ich werde jetzt den Empfehlungen verschiedener Rauchentwöhnungs-Breviere folgen und unterstützende Vorkehrungen treffen:

Punkt A: Es dürfen beim Aufwachen keine rauchbaren Produkte mehr im Haus sein. Es ist es jetzt Samstagabend, halb neun. Ich habe noch 10 Zigaretten, die paffe ich in den nächsten Stunden restlos weg. Dann vergeht mir die Lust sowieso. Hoffentlich. Eine rauche ich jetzt gleich, da waren es noch neun.

Punkt B: Es sollten alle Gegenstände, die ans Rauchen erinnern oder damit zu tun haben, aus dem Haushalt verschwinden.

Punkt C: Ich meide ab morgen alle Situationen, die für mich gewohnheitsmäßig mit dem Rauchen verknüpft sind: Kaffee trinken, in Kneipe gehen, beischlafen, Bier trinken, Rauchpause mit Kollegen, Steuererklärungsformulare ausfüllen, Feten feiern usw. Genau genommen zählen auch aufstehen, frühstücken, Zeitung lesen, fernsehen, spazieren gehen und einfach nur dasitzen dazu, aber das lässt sich nicht alles vermeiden. Ich sehe mich schon auf einer Fenchelteefete flirten, was meine Laune nicht hebt.

Außerdem werde ich kurz vor dem Schlafengehen feierlich in einem rituellen Akt die allerallerletzte Zigarette meines Lebens rauchen. Danach trete ich vor den Spiegel, schaue mir in die Augen und schwöre, dem Tabaklaster für immer zu entsagen. Andernfalls ich kein Wort mehr mit mir reden werde.

19.15 Uhr: Fange jetzt mit den Vorbereitungen an. Rauche vorher noch eine. Da waren es noch acht. Dann geht es los: Ich schmeiße alles in den Müll, was sich so an Rauchutensilien angesammelt hat: Zahllose Aschenbecher, alle Pfeifen aus früheren Tagen, auch die kostbarsten Stücke aus bestem Bruyèreholz oder Meerschaum, dazu Pfeifenständer, -stopfer, -putzer, Tabaksbeutel, und und und und.

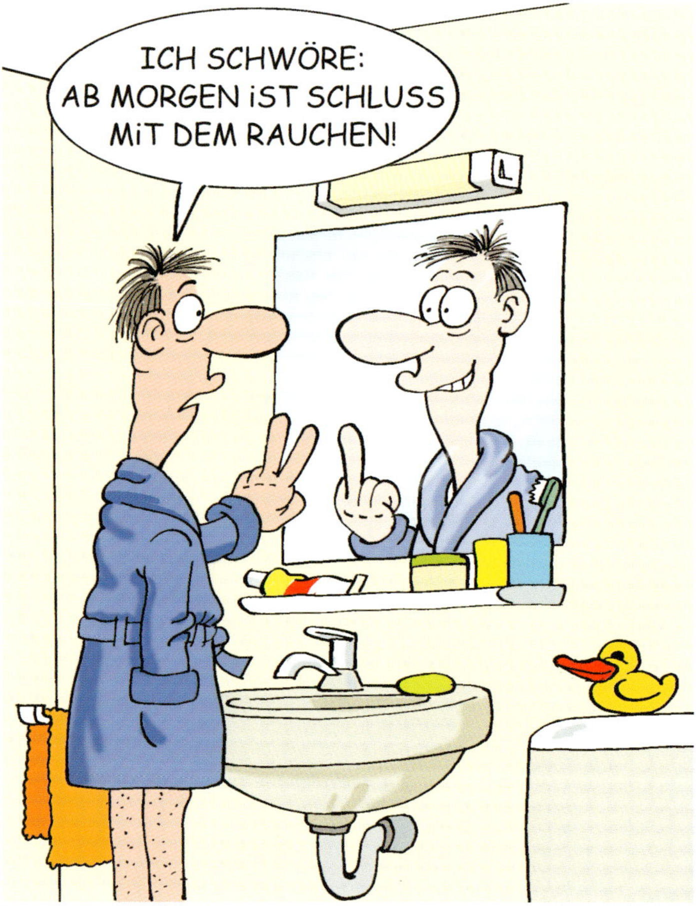

Weiter geht's. Feuerzeuge, Streichhölzer – auf den Müll. Aus Taschen lange nicht mehr getragener Jacken kommen fünf Wegwerf-Feuerzeuge zusammen, davon drei noch funktionstüchtig, vier Streichholzschachteln und einige Streichholzheftchen. Weg damit. Auch das teure Tischfeuerzeug im Marmormantel, von Tante Käthe. Aber vorher zünde ich mir damit noch eine an, da waren es noch sieben. Das mit den Aschenbechern war jetzt voreilig, heute Abend rauche ich ja noch. Also hole ich einen wieder raus.

20.30 Uhr: Rauche die vierte, bzw. die vorvorvorvorvorvorletzte Zigarette meines Lebens. Schmeckt mir schon gar nicht mehr. Muss ich überhaupt noch so viele Zigaretten rauchen? Jede verkürzt das Leben um fünf Minuten, wird behauptet. Schon wieder 25 Minuten weniger – ich paff gleich noch eine, das tröstet mich über mein vorgezogenes Ende hinweg. Beginne, mich auf das Nichtraucherleben zu freuen.
Weiter geht's. Im Vitrinenschrank findet sich ganz hinten der igelförmige kombinierte Zigaretten- und Streichholzspender aus den 50er-Jahren, Erbstück von Opa, und noch ein selbst getöpferter, handbemalter Zieraschenbecher von Nichte Lara und ein Zigarettentöter aus Messing. Es nimmt kein Ende. In Kommoden, in der Rumpelkammer – überall werde ich fündig: Diverse Zigarettenetuis und ein Zentrifugenaschenbecher, so ein Ganzmetall-Modell mit Kippenfalltür. Sagenhaft, was wir Raucher so alles geschenkt bekommen. Wir sind beliebte Geburtstagskinder, niemand kommt in Verlegenheit bei dem Gedanken, womit wir zu erfreuen wären. Raucher brauchen immer was.

21.10 Uhr: Habe in Rumpelkammer das Zigarettenbilder-Album aus der Kindheit eines Großonkels gefunden! Damals gab es zu jeder Schachtel Zigaretten ein Bildchen dazu, meistens Ansichten aus fernen Ländern (deutsche Kolonien!), aber auch Sportler der Olympiade 1936 sind dabei. Das habe ich noch einmal durchgeblättert. Drei Zigaretten dabei geraucht. Eigentlich ein Dokument der Zeitgeschichte, aber es hat mit Zigaretten zu tun – weg damit!

22.30 Uhr: Noch zwei Zigaretten da. Eine rauche ich sofort, zur Belohnung für die Entrümpelung. Dann: Müll rausbringen, bettfertig machen, im Bademantel feierlich die letzte Zigarette zelebrieren, mit einem Cognac zusammen, weil das so verdammt

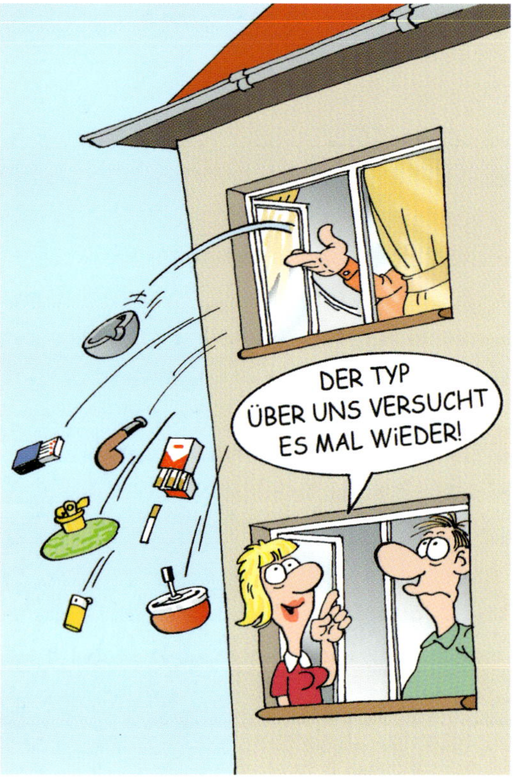

gut schmeckt, und mit der gleichen religiösen Inbrunst, mit der sie Delinquenten vor der Hinrichtung rauchen. Lege die finale Zigarette schon bereit, zerknülle die Schachtel, die kommt gleich mit in den Müll. Schließe die Augen, rauche meine vorletzte und stelle mir vor, wie das sein wird. Ein neues, rauchfreies Leben beginnt! Fühle mich wie ein Fötus kurz vor der Geburt – die Freiheit vor Augen, aber nicht nur von freudiger Erwartung erfüllt, sondern auch von Ängsten und Befürchtungen, was da nun auf mich zukommt.

Mitternacht! Bin im Sessel eingeschlafen. Raffe schnell den Müll zusammen und bringe ihn raus, morgen früh muss die Wohnung clean sein.

00.10 Uhr: Wieder da. Jetzt die ultimative Zigarette. Wo ist sie? Weg! Wahrscheinlich irgendwie in den Müll geraten. Die hätte ich dringend noch gebraucht!
Na dann ist eben jetzt Schluss. Andererseits – so ein paar Betthupferl-Züge wären jetzt schon schön. So kann ich nicht einschlafen. Schließlich habe ich den morgigen Sonntag als Stichtag festgelegt. Daran soll man sich halten. Ich geh wieder runter und suche meine „letzte Zigarettung" im Müllcontainer, das mache ich. Man soll die letzte Zigarette ganz bewusst und feierlich rauchen, wird in allen Nichtrauch-Hilfen gesagt. Also tu ich das.
Doch die Zigarette ist im Müll nicht zu finden. Hätte nicht gedacht, dass ich so tief sinken könnte, im Abfall nach Rauchbarem zu wühlen. Ziehe also los, um jemanden

anzuschnorren. Straßen sind wie leergefegt. Sonst sind immer irgendwelche nächtlichen Bummler unterwegs.
Der Fall ist klar: Brauche dringend eine Zigarette. Sonst passiert was. Kleingeld für Automaten habe ich nicht, dafür habe ich ja gesorgt. Das habe ich nun davon. In einer Kneipe könnte ich welche kaufen. Taste meine Taschen ab. Gar kein Geld dabei! Aus einer Bar kommt ein Paar heraus, der Typ hat eine Zigarette zwischen den Lippen. Ich sage: „'tschuldigung, würden Sie mir bitte eine Zigarette vermachen? Ich möchte mir keine kaufen, weil ich nämlich gerade aufhören will ..." Der Kerl schaut mich prüfend an. Er muss doch meine Notlage erkennen! Den flackernden Blick, die kläglich verzerrte Mundpartie, die nervös bewegten Hände. „Gut so", sagt er, „ich

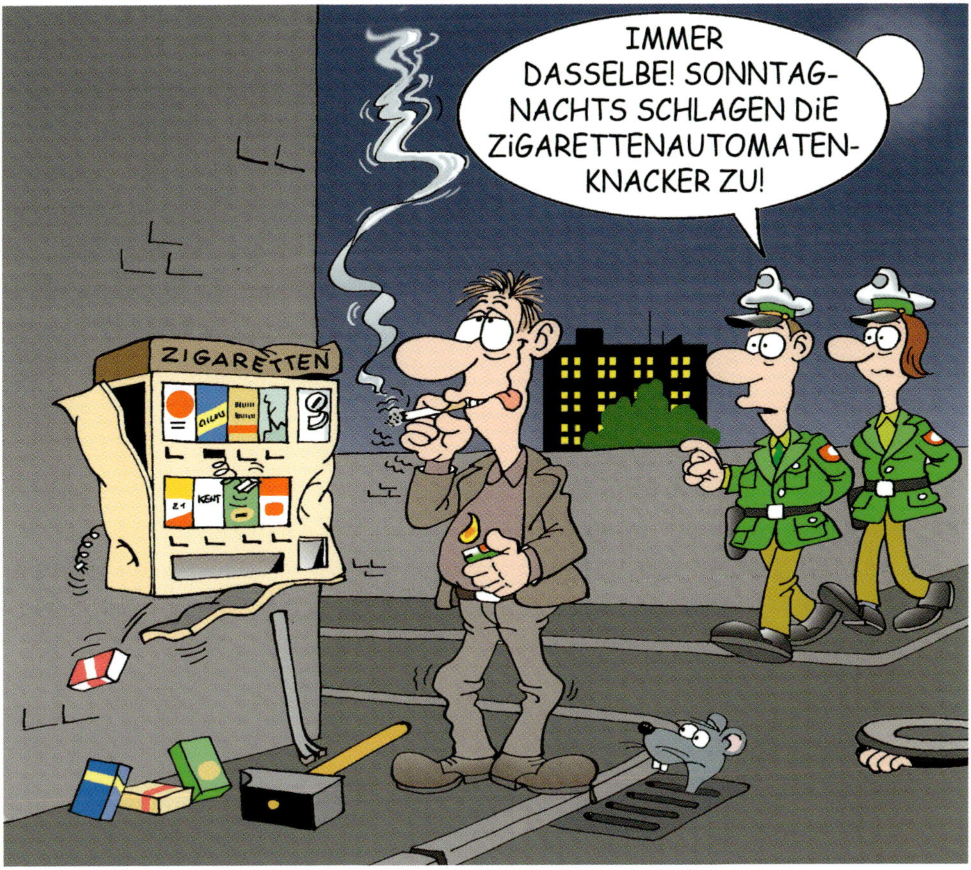

probiere es auch immer wieder. Die Absicht kann ich nur unterstützen. Sie kriegen keine von mir.“ Die Frau nickt dazu. Gute Menschen. Hätte sie erwürgen können, beide. Verantwortungsbewusste Raucher, die einem suchtgeplagten Aussteiger in Sorge um dessen Wohlergehen keine Zigarette geben, sind ein Widerspruch in sich und daher höchst selten anzutreffen. So etwas kann nur mir passieren.

Ich also rein in die Kneipe. Ob ich auf Deckel anschreiben lassen kann? Klar kann ich. Dann sitze ich da, ein Bier vor mir, Zigarette in den Fingern. Wie eh und je. Aber das ist jetzt die heilig versprochene letzte Zigarette, rauche nur diese eine aus der Schachtel. Teurer Spaß, zur Strafe.

Die Kneipe ist völlig zugeräuchert. Zum Abgewöhnen. Zünde die letzte meines Lebens an. Tut gut. Ist aber leider pures Gift. Ich würde ja auch kein Arsen saufen, und wenn es noch so lecker oder anregend wäre.

Erst zwei Züge aus dem Glas. Dann von der ultimativen Zigarette ... die ziehe ich mir besonders tief rein. Es kratzt, kribbelt, grandioser Hustenanfall schüttelt mich, verschütte mit verkrampften Zuckungen einen Schwall Bier aus dem Glas in meiner Hand, pruste in den randvollen Aschenbecher hinein, Aschewolke stiebt auf, vermischt sich mit dem vergossenen Bier auf dem Tisch zu einer gräulichen Brühe. Der letzte Zug hängt mir beißend in der Kehle. Wahrscheinlich war das jetzt der eine zu viel, und ich kriege davon Kehlkopfkrebs. Feierlich war das mit der letzten Zigarette nicht.

01.15 Uhr: Wenn das kein gelungener Abgang aus dem Raucherleben war! Ein letztes Mal habe ich diese entwürdigende Abhängigkeit erlebt. Wie habe ich mich erniedrigt! Im Müll gewühlt! Um die Häuser gezogen wie ein Verhungernder. Gebettelt. Und alles wegen einer 10 cm langen Rolle vertrockneten Tabakkrautes, das keinerlei Nährwert hat. Nie wieder! Ab morgen ist Schluss! Endgültig!

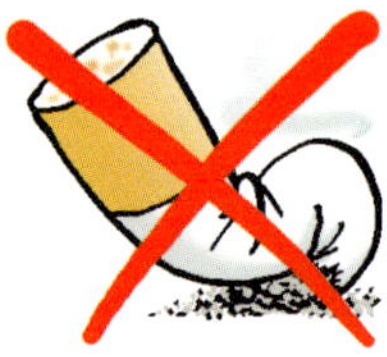

SONNTAGMORGEN AM TAG DANACH

08.20 Uhr: Ausgeschlafen. Mein erster Tag als Nichtraucher! Habe auch nicht geringsten Bedarf nach Tabaksqualm. Aufstehen, Kaffee machen! Ach nein, der wird mit der ersten Morgenzigarette assoziiert. Also lieber Tee. Warum sollte man zu Tee weniger gern Zigaretten rauchen? Rätselhafter Rat von Rauchentwöhnungsexperten. Aber wenn sie meinen.

09.00 Uhr: Tee fertig, Sonntagszeitung reingeholt. Stelle die Teekanne aufs Stövchen. Stövchen? Hab ja kein Feuer! Das nervt mich jetzt. Da könnte ich glatt eine drauf rauchen. Auch blöd, wenn ich noch rauchen würde, hätte ich ja Feuer, und bräuchte mich nicht zu ärgern, und also auch nicht zu rauchen. Trinke ich den Tee eben lau. Das Nichtraucherleben fängt ja gut an.

09.15 Uhr: Doch, es geht mir gut. Auch noch nach fast einer Stunde. Erstaunlich, wie lange man ohne Rauchverzehr überleben kann. Noch sind keine lebenswichtigen Funktionen gestört. Unbegreiflich, dass ich jemals geraucht habe. Würde jetzt bereits die zweite anzünden. Will nicht ans Rauchen denken. Okay, denke nicht ans Rauchen. Denke, dass ich nicht ans Rauchen denken will. Also das genaue Gegenteil, als ans Rauchen zu denken. Aber irgendwie bin ich beim Thema.

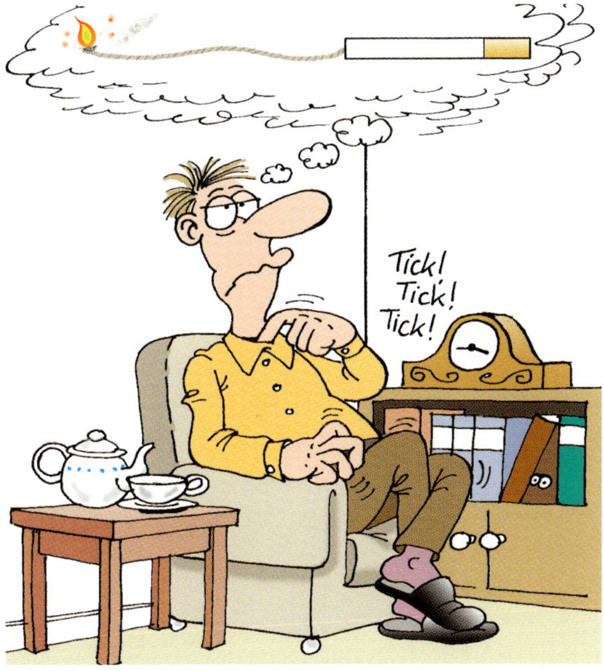

Entzugsstadium 1: Rauchfantasien

09.45 Uhr: Verspüre ein leichtes Ziehen am Gaumen. Undeutlich defizitäres Gefühl. Ablenken! Gehe joggen. Frische Luft in den Lungen als Droge, die verrußten Bronchien einmal gut durchpusten. Wer läuft, sündigt nicht.

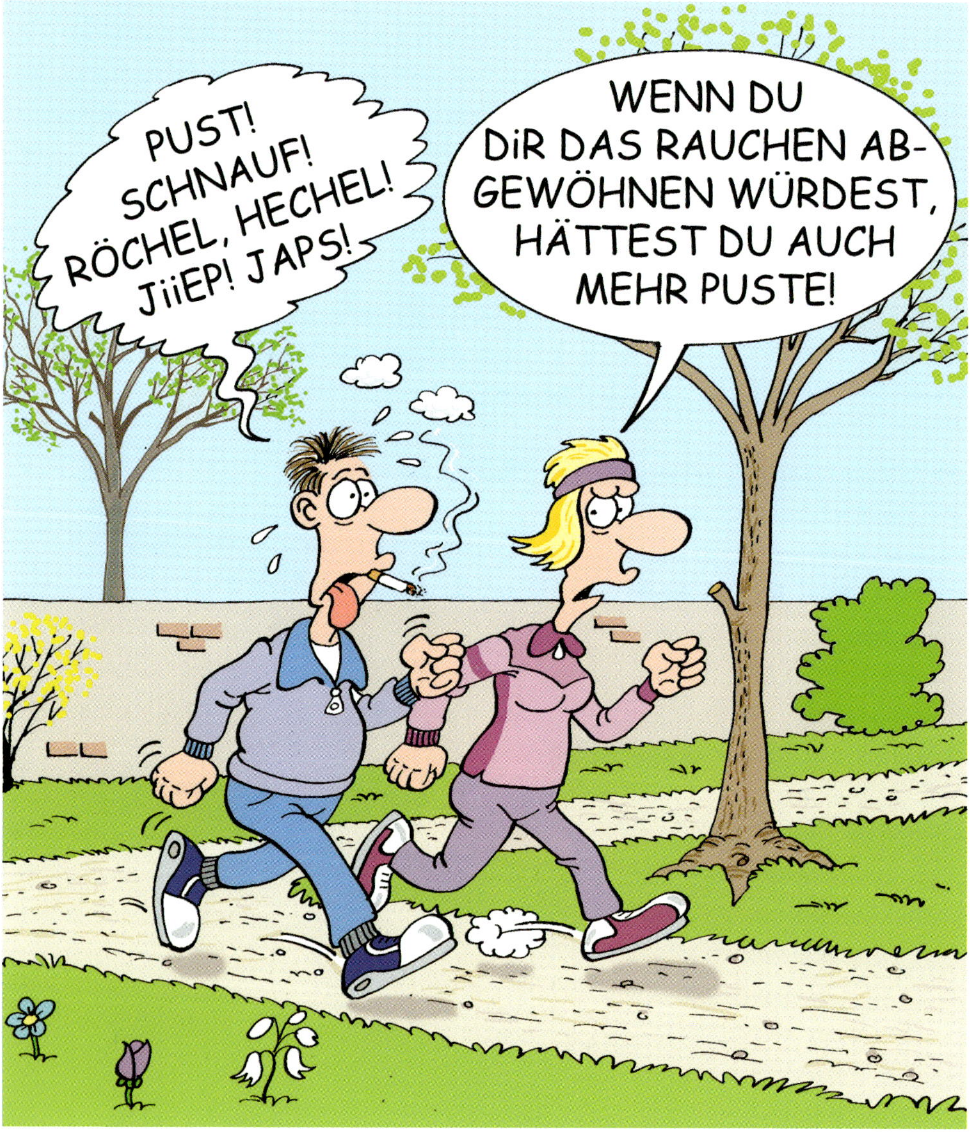
PUST! SCHNAUF! RÖCHEL, HECHEL! JiiEP! JAPS!
WENN DU DiR DAS RAUCHEN ABGEWÖHNEN WÜRDEST, HÄTTEST DU AUCH MEHR PUSTE!

10.45 Uhr: War das gut! Na ja, war etwas kurzatmig. Aber das wird sich jetzt ja bald geben. Erst mal duschen, dann frühstücken ... Toast, Sonntagsbrötchen, Schinken, Käse, Orangensaft, Ei, Lachs – alles steht vor mir. Habe ein angespanntes Gefühl hinten auf der Zunge, kurz vor dem Schlund. Etwas verkrampft. Erst mal was essen.

11.20 Uhr: Zwei Brötchen, drei Toasts, ein Ei später: Jetzt kommt die leise Lust nach einer Verdauungszigarette hoch. Das vergeht auch wieder. Essen hilft, die Geschmacksfülle im Mund verdrängt das aufkommende Gefühl innerer Leere. Also frühstücke ich weiter. Noch ein Brötchen und zwei Toasts und etwas Lachs solo, und einige Stückchen Käse. Und Tee ... nein, weg mit dem laschen Gesöff! Ich brauche Geschmackssensationen, die das Mangelgefühl überspielen. Ich mache mir einen Espresso. Mit viel Zucker.

11.25 Uhr: Jaaa, das ist es jetzt! Wer braucht da noch einen Qualmstängel? Na ja, ich könnte schon einen brauchen. Ich „kaue" den caffè. Das hilft wieder. Für 'ne Minute. Vertief mich in die Zeitung. Auf andere Gedanken kommen. Vermischtes: „Raucher in Singapur zu 5.000 $ Strafe verurteilt ..." – da haben wir es wieder. Wo ist der Wirtschaftsteil? Blätter, blätter ... „US-Tabakindustrie steht vor weiteren milliardenschweren Schadensersatzforderungen ..."

Weg mit dem Blatt. Einfach sitzen und ein wenig meditieren. Das schmachtende Begehren in der völlig rauchlosen Mundhöhle nimmt zu. Ich kann nur an das eine denken. Fingere herum. Ertappe mich beim Knabbern an den Fingernägeln. Stehe auf. Setze mich. Stehe wieder auf. Salzstangen, vielleicht helfen Salzstangen.

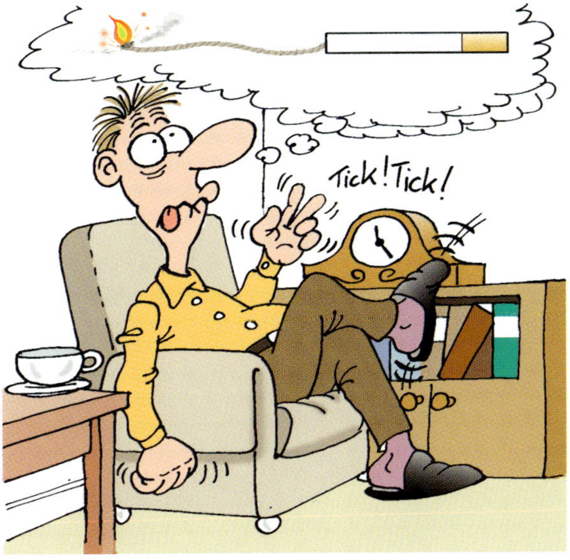

Entzugsstadium 2: Zigarettenhaltereflex setzt ein

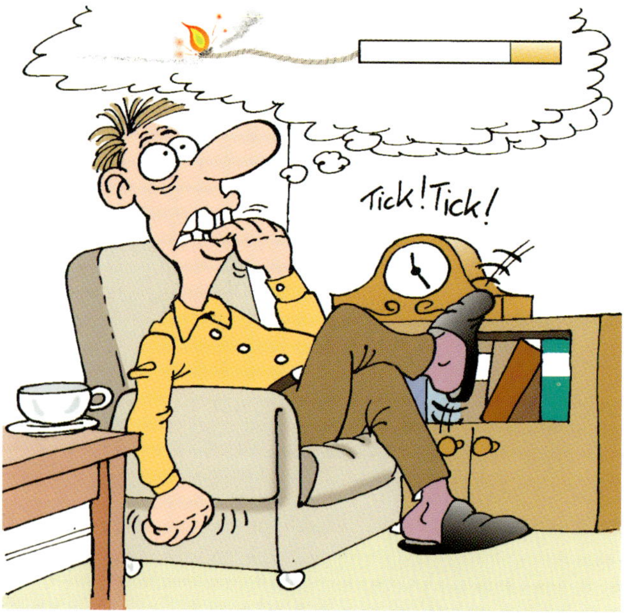

Entzugsstadium 3: Nervöses Fingernägelknabbern

Längliche Form, intensive Geschmacksfülle. Probiere es. Ja, lindert den Japp nach Tabak ... bald ist die Tüte leer. Ich kann an nichts anderes mehr denken als ans ... RAUCHEN! ICH WILL RAUCHEN! SOFORT!

Ich kriege nervöse Halsverrenkungen, mache Lippen-, Zungen- und Gaumengymnastik. Nützt nichts. Ich mache mich auf die verzweifelte Suche nach Ersatzbefriedigungen. Gerade erst zu den Nichtrauchern übergelaufene Ex-Paffer nehmen alle länglichen Sachen in den Mund, die formal als Zigarettenersatz dienen können, und vergessen zuweilen, dass es sich nicht um Rauchwaren handelt. Ich kaue an einem Bleistift und suche nach Feuer, merke ich gerade. Ich springe auf. Hände zittern, und es ist erst halb 12 mittags. Verstärkter Speichelfluss, bald tritt mir Schaum vor den Mund. Ich muss rauchen! Ist aber nichts im Haus, dafür habe ich zum Glück gesorgt. Oder habe ich was vergessen? Stimmt: Im Gästezimmer, mehr eine Kammer, hatte ich gestern nicht nach Rauchzeug gesucht. Gucke mich in der Dachkammer um. Tatsächlich – ein Päckchen Zigarettenpapier. Vom Besuch neulich. Zwei Blatt sind noch drin. Aber kein Tabak da. Da fällt mir ein – hinten im Dachboden liegt doch die alte Strohmatratze, die Opa noch in den letzten Kriegstagen auf dem Treck aus Ostpreußen dabei hatte, wie er erzählte.

Da liegt sie. Der Bezug ist mürbe und zerrissen, graues Stroh ragt stachelig heraus. Ich zupfe mir etwas ab, drehe mit zitterigen Fingern eine unglaublich verknüllte, schief gewickelte Zigarette. Manuelles Drehen habe ich nie gelernt. Fertig!

Die rauche ich draußen auf dem Balkon, damit es drinnen nicht nach Rauch riecht. Aber womit anzünden? Zurück in die Küche. Herdplatte auf volle Power. Warte ungeduldig, bis sie nach 10 Minuten rot glüht. Drehe aus Zeitungspapier einen Fidibus. Wieder raus auf den Balkon, mit der brennenden Papierfackel in der Hand. Glühende, kokelnde Fetzen rieseln auf den Teppichboden, egal! Raucher auf Entzug kennen nur ein Ziel: Es soll rauchen!

Ich zünde den Strohhalm an, an den ich mich klammere. Der enthält kein Nikotin, aber vermittelt doch das Feeling des Rauchens. Es flammt auf und brennt in kleiner Stichflamme blitzschnell weg, Strohfeuer eben. Vor Schreck komme ich nicht mal dazu, einen Lungenzug zu machen, dafür verbrennt mir das Ding die Nasenspitze. Ich stehe ziemlich dumm da. Zum Glück hat mich keiner gesehen. Doch – ich sehe mich. Als Spiegelbild in der Glasscheibe der Balkontür. Wie stehe ich jetzt da – ein entwürdigender, lächerlicher Anblick! Ich würde mir am liebsten bittere Vorwürfe machen. Aber Schwur ist Schwur – und ich habe geschworen, mit mir nicht mehr zu reden, wenn ich schwach werde. Wenigstens daran halte ich mich.

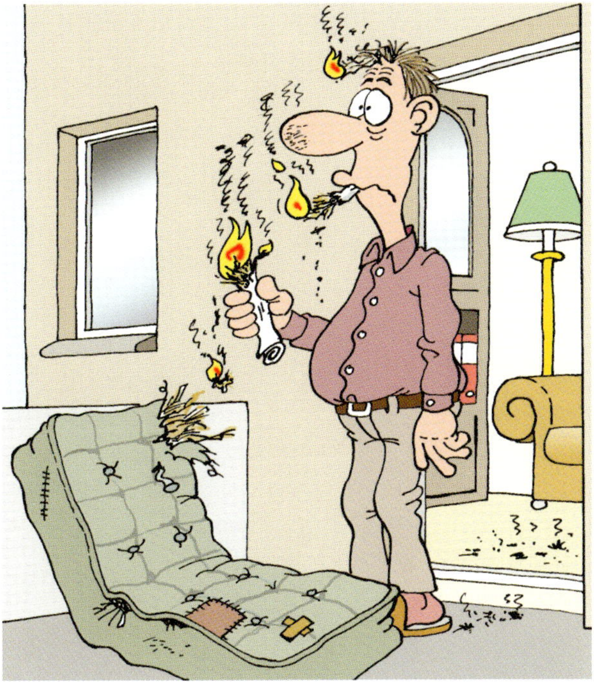

Raucher auf Entzug neigen zu Verzweiflungstaten. Da hilft nur das dreifache „W“: Würde bewahren, wegstecken, weitermachen!

Ich gehe im Wohnzimmer auf und ab. Danach im Kreis. Dann in einer Achterschleife. Dieses ziehende Gefühl im Schlund, Sehnsucht ist auch ’ne Sucht. So müssen sich Verdurstende in der Wüste fühlen. Ich ringe die Hände, raufe mir die Haare. Völlig ausgeschlossen, mich auf irgendetwas anderes zu konzentrieren.

13.10 Uhr: Ein Spaziergang könnte helfen. Auf andere Gedanken kommen. Das Dumme ist nur: Überall sehe ich Dinge, die mich ans Rauchen erinnern. Rauchende Menschen, Kinder, die lustvoll an länglichen Lutschern lecken. Dampfende, längliche Röhren, Schornsteine genannt. Die vom Fernheizkraftwerk am Stadtrand. Und so geht das weiter. Ich passiere Zigarettenautomaten, geschlossene Tabakgeschäfte (wären sie offen, wäre ich sofort drin), Zigarettenreklame, weggeworfene Kippen. Würde gern einen Kaffee trinken, ein Stück Torte essen, aber bitte in einem rauchfreien Ambiente!

Das Krankenhaus! Die hübsche, irgendwie verwunschene Klinik aus der spätwilhelminischen Zeit, erbaut 1908, steht über dem Eingangsportal. Die haben eine nette Cafeteria, das weiß ich, da ich dort oft eine liebe Kollegin besucht habe, die nach einem Unfall lange in stationärer Behandlung war. Also nichts wie rein. In der Tat: Niemand raucht. Ist ja verboten. Bestelle Kaffee und Sachertorte. Schaue mich um – und erstarre. Eine große brennende Zigarette schwebt vor meinen Augen. Durchgestrichen zwar, ein Rauchverbotsschild, aber sehr realistisch. Und schon wünsche ich mir nichts anderes, als so ein Ding zwischen den Lippen zu haben. Meinetwegen ebenso überlebensgroß. Ich trinke schnell aus und gehe. Inzwischen bin

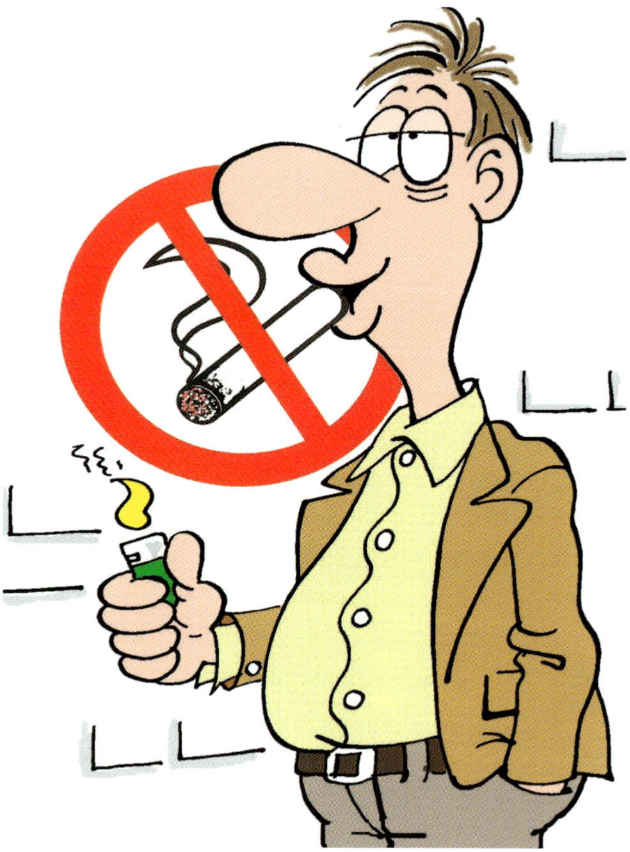

ich so auf „cold turkey", wie in der Junkie-Szene das maximale Entzugsstadium genannt wird, dass ich glatt an einem qualmenden Dieselauspuff saugen könnte. Das wäre immer noch gesünder als rauchen, denn eine Zigarette enthält so viel Feinstaub, wie bei einem einstündigen Dieselmotorlauf ausgestoßen wird. Ob ich mal einen der wartenden Taxifahrer vor der Klinik frage? Lieber nicht, nachher sagt er ja, und ich könnte mir dabei die Zunge verbrennen. Oder er schickt mich gleich in die Psychiatrie. Die gibt es auch in dem Krankenhaus.

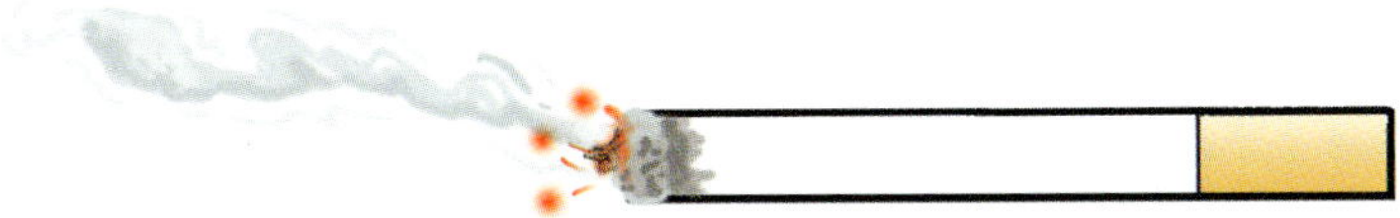

Der Rückfall

15.40 Uhr: Ich streune durch die Stadt, ziellos. Dachte ich. Aber plötzlich stehe ich vor dem Hauptbahnhof. Ein sicherer Instinkt hat mich hergeführt. Da haben immer Geschäfte offen. Jetzt kann ich nicht anders: Ich kaufe mir eine Schachtel Zigaretten und Streichhölzer. Es ist gleich halb vier. Toll – 14 Stunden, von zwei Uhr nachts bis 16 Uhr war ich Nichtraucher, oder besser: ein nicht rauchender Raucher. Ich bin ein totaler Versager. Na, nicht ganz – dem Rauchen versage ich mich nicht länger.
Ich bin so gierig, dass ich kaum die Zigarette aus der Schachtel kriege. So müssen sich Triebtäter fühlen, kurz bevor sie die Kontrolle über sich verlieren. Ich stecke mir mit zitternden Fingern sofort eine an. Was für ein erlösendes, beglückendes Gefühl! Das ist durch nichts zu ersetzen. Doch ist es das wert, dafür zu sterben? Das werden wir vermutlich tun. Wir wissen es, und rauchen trotzdem weiter. Unter uns: Wir Raucher haben sie wirklich nicht alle.

Ich rekapituliere (aber kapituliere nicht!): Die Suchtsymptome und damit die Versuchung sind beim Sofortentzug einfach zu groß. Für mich jedenfalls. Und die Rückfallgefahr wird dadurch enorm erhöht, dass wir Nikotinjunkies überall, am Arbeitsplatz, auf der Straße, in Kneipen und Cafés, auf Restaurantterrassen und im Grünen, mit der Droge konfrontiert werden. Und dass das Zeug legal gedealt werden darf. Wann kommen endlich die Rauchverbote? Warum sperrt niemand die Tabakhändler ein?

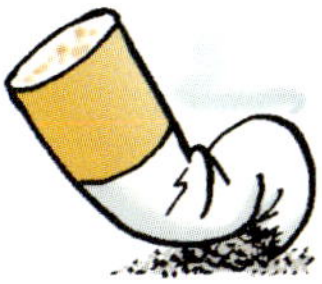

4 Der moderate Weg der Sofort-Entwöhnung

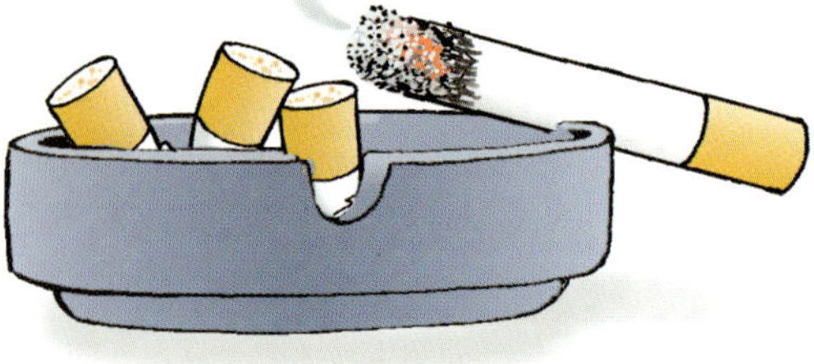

Wenn Sie zu den beneidenswerten Nikotinisten gehören, die den radikalen Ausstieg auf Anhieb geschafft haben, dürfen Sie das Buch beiseite legen. Vielleicht stoßen Sie ja irgendwann als Rückfalltäter wieder zu uns. Worüber ich mich in Ihrem Interesse nicht freuen würde. Der unvorbereitete Sofort-Ausstieg ohne hilfreiche begleitende Umstände ist mir nicht gelungen. Wenn Sie noch dabei sind und diese Zeilen lesen, liebe Leserin, lieber Leser, ist es Ihnen auch so ergangen. Unsere Entzugssymptome waren zu stark – oder wir waren zu schwach –, um den sofortigen Nikotinverzicht auszuhalten. Doch das ist kein Grund, sich entmutigen zu lassen. Dann probieren wir eben den Sofort-Ausstieg mit verschiedenen unterstützenden Maßnahmen, um die Entzugsproblematik in den Griff zu bekommen.

Die Nikotin-unterstützte Rauchentwöhnung

Wir bleiben dabei und schwören von heute auf morgen dem Rauchen ab, führen uns aber vorerst (mit abnehmender Tendenz) noch Nikotin in anderer, rauchloser Form zu. Die Pharmaindustrie bietet zum Glück uneigennützig verschiedene nikotinhaltige Präparate an, die den Zigarettenverzicht erleichtern:

Nikotinpflaster – sorgen für Nikotinzufuhr über die Haut. Sie sind in verschiedenen Dosierungen erhältlich, mit Nikotinmengen, die dem täglichen Konsum von 10, 20 oder mehr Zigaretten entsprechen. Bei richtiger Anwendung dürften theoretisch keine Entzugssymptome auftreten.

Nikotinkaugummis und **Nikotintabletten** zum Lutschen – wirken ähnlich wie Pflaster, aber das Nikotin wird über die Mundschleimhaut schneller aufgenommen. Wie in alten Zeiten beim Kautabak.

Nasenspray – Nikotinaufnahme über die Nasenschleimhaut. Wie beim Tabak-Schnupfen. Wirkt fast so schnell wie beim Rauchen – der „Kick" kommt in Sekundenschnelle im Hirn an.

Nikotinimpfung – wird bisher nur in der Schweiz praktiziert (warum müssen es die Schweizer eigentlich immer besser haben? Reicht ihnen denn die Spitzenqualität ihrer Landschaft und ihres Käses nicht?). Da wir als Außerschweizer uns nicht behandeln lassen können, macht es auch keinen Sinn, die Impf-Methode hier zu behandeln.

Der Schmachtkampf oder: Das Lungerleid

Wir wählen zuerst die Pflastermethode. In der Apotheke besorgen wir uns Nikotinpflaster in der passenden Stärke. Bei mir wäre das die Dosis für bis zu 20 Zigaretten pro Tag. Sicherheitshalber halte ich auch Nikotinkaugummi bereit. Die Tabletten müssen ärztlich verordnet werden, die konnte ich nicht bekommen. Den Spray hatten sie nicht da, alternativ habe ich mir Schnupftabak besorgt. Wieder setzen wir uns einen Tag als Schlusspunkt. Nach dem Aufwachen rauchen wir natürlich nicht und haben wieder dafür gesorgt, dass keine Tabakwaren greifbar sind.

Los geht's! Nach dem Frühstück setzen wir uns lesend oder fernsehend hin und warten, bis das bekannte Sehnen und Schmachten wieder einsetzt. Erst ganz leise, dann immer drastischer. Dieses sonderbare Gefühl, wie eine Mischung aus Hunger, Liebeskummer und unerfüllter Lust. Einige nennen es den Schmacht. Wir sollten einen eigenen Namen dafür erfinden. Ich schlage vor: Lunger, der Lungen-Hunger. Das passt sprachlich, denn „lungern" ist mit *Lunge* und *gelingen* verwandt (ahd: *lungar*). Und schließlich lungert dieses Gefühl ständig in uns. Mein Lunger zum Beispiel macht sich jetzt deutlich bemerkbar. Ich brauche dringend einen Nikotinschub. Wie ist es bei Ihnen? Dann kleben wir uns jetzt eins.

Und warten auf die Erlösung. Warten. Und warten. Nichts passiert. Höchstens, dass das Lungergefühl langsamer zunimmt als normalerweise. Zunehmen aber tut es. Von einer irgendwie befriedigenden Wirkung kann nicht die Rede sein. Ein seltsames Gefühl der Stirnverengung stellt sich bei mir ein, über der Nasenwurzel, so, als ob sich da oben alles zusammenzieht.

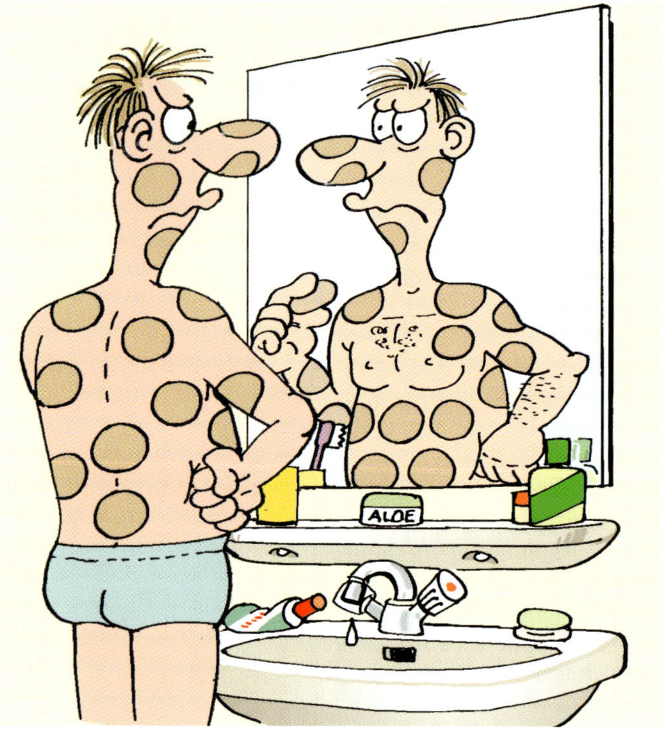

Wenn es Ihnen auch so geht, könnte der Grund sein, dass wir unseren Zigarettenbedarf falsch eingeschätzt haben. Na gut, vielleicht habe ich 25 am Tag geraucht, sehr viel mehr aber nicht. Jedenfalls hätte ich wohl doch die Dosis für Schwerabhängige nehmen müssen.

Kein Problem: Dann pappen wir eben noch ein Pflaster drauf. Jetzt ist es die doppelte Dosis, ausreichend für 20 bis 40 Zigaretten. Das müsste genügen.

Reicht nicht? Kein erlösender Kick, kein Niko-Trip, kein erleichtertes Aufatmen? Nun ja, die Nikotinaufnahme über die Haut geht eben sehr langsam vor sich, daran muss man sich gewöhnen. Also Geduld!

Immer noch nicht? Dann pflastern wir uns jetzt von oben bis unten zu! Hauptsache, das Sehnen hört auf! Schluss mit dem Lungergefühl! Eine gewisse Wirkung müsste spürbar sein, wenn man sich die ganze Packung aufgeklebt hat. Richtig befriedigend ist es für viele Rauchfreunde trotzdem nicht, obwohl sie jetzt eine Überdosis Nikotin abkriegen. Ich jedenfalls verspüre keine erlösende Wirkung. Das Lungern geht weiter.

Aber da sind ja noch die Kaugummis. Natürlich dürfen wir die jetzt nicht benutzen, da wir ja bereits durch Pflaster nikotinisiert werden. Schließlich sollen die Präparate helfen, den Nikotinbedarf zu reduzieren, nicht zu steigern. Aber ich opfere mich jetzt und teste die Wirkung, ist schließlich meine Aufgabe als Autor eines Nikotinentzugs-Ratgebers. Aber Sie lassen das sein, ja? Ich berichte Ihnen.

Das Zeug schmeckt scheußlich. Gut, dass niemand sieht, wie ich mein Gesicht verziehe. Ich versuche Blasen zu machen, weil mich das irgendwie ans Rauch-Ausatmen erinnert. Endlich tut sich was: Allmählich setzt eine gewisse innere Entspannung ein, das Gefühl der Engstirnigkeit lässt etwas nach. Eine merkwürdige Leere bleibt, ein unwohles Mangelgefühl. Na gut, es hat auch niemand behauptet, dass der Ausstieg mit diesen Mitteln sofort funktioniert. Sollen ja bei einem wochenlangen, allmählichen Entwöhnungsprozess helfen, bei dem sie die Zigaretten ersetzen. Sie können sie aber nicht ersetzen. Auch die Nikotinlutschtabletten sollen abscheulich schmecken, habe ich gelesen.

Also probiere ich mal den Schnupftabak. Früher war das Tabakschnupfen ja sehr populär, einige ältere Herren praktizieren das immer noch. Altkanzler Helmut Schmidt hat es lange Zeit in aller Öffentlichkeit getan, bis er wieder mit dem Rauchen anfing. Und das bei jedem Fernsehauftritt. Niemandem sonst hat man das noch erlaubt. Wahrscheinlich hat Schmidt klargemacht, dass er nicht kommt, wenn er nicht rauchen darf. Bedeutend müsste man sein ...

Also jetzt schnupfe ich. Immerhin handelt es sich um richtigen Tabak. Die Nikotinaufnahme durch die Nasenschleimhäute soll sehr schnell wirksam sein, fast wie beim Inhalieren. Augen zu und – schniiief! Eine naseninterne Explosion ist die Folge. Es kribbelt! Es brennt! Tränen spritzen! Ein urschreiartiger Riesennieser entlädt sich! Die Gläser im Schrank klirren, die Zeitung weht fast vom Tisch. Genau so hat es Wilhelm Busch in seinem Cartoon übers Tabakschnupfen dargestellt.

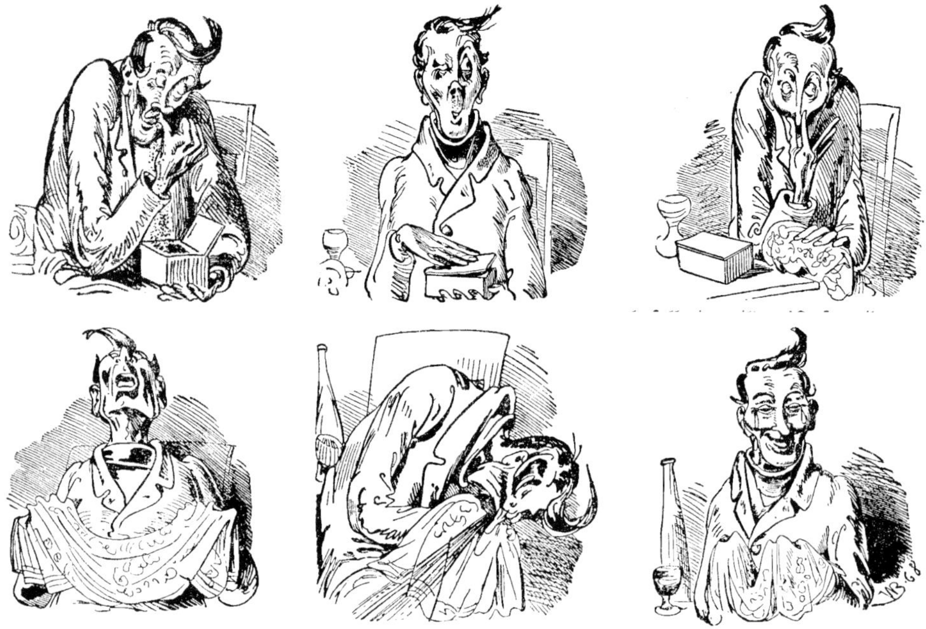

Trefflich zeigt Wilhelm Busch in „Die Prise“ (hier ein Ausschnitt), wie die Tabakzufuhr durch die Nase wirkt: Letztlich befreiend, doch der Weg dorthin ist hart ...

Tatsächlich tut sich was: Der Lunger lässt nach. Das haut richtig rein! Aber das sage ich Ihnen: Das mache ich nicht noch mal! Das ist kein Ersatz für genüssliches Schmauchen. Rauchen und schnupfen, das ist ein Unterschied wie zwischen einem Gourmet-Menü und Zwangsernährung. Gegen Hunger hilft beides, aber da enden die Gemeinsamkeiten.

Natürlich könnte ich mal einen Nikotin-Nasenspray testen, vielleicht ist das weniger unangenehm. Oder die Lutschtabletten probieren. Doch da lese ich in der Zeitung: „Für Raucher ist der Umstieg auf so genannte rauchlose Tabakprodukte wie Schnupf-, Kau- oder Lutschtabak nicht zu empfehlen. Darauf weist das Deutsche Krebsforschungsinstitut anlässlich des Weltnichtrauchertages am 31. Mai hin. Nach Angaben des Zentrums enthalten auch die rauchlosen Produkte gesundheitsgefährdende Substanzen, und auch sie machen süchtig. Sie erhöhen das Risiko für verschiedene Krebs- sowie für Herz-Kreislauferkrankungen.“

Helmut Schmidt hat schon recht: Da kann man lieber rauchen.

Die biologisch-ökologische Methode

Also wir bestehen darauf, Nikotinaufnahme mit Genuss zu verbinden. Probieren wir die gesunde Suchtsättigung durch rauchlos-geschmackvolle Nikotinaufnahme. Da bietet sich eine alternative, gesundheitsorientierte Ausstiegsunterstützung an: Viel Gemüse! Tatsache ist, dass Broccoli ziemlich viel Nikotin enthält – ein Kilogramm von dem Grünzeug hat so viel wie eine Zigarette! Habe ich in der Zeitung gelesen. War wohl als redaktioneller Rat zur Rauchentwöhnung gedacht. Broccoli ist seeeehr gesund und wirkt krebsvorbeugend statt -erzeugend. Wenn wir mit 10 Zigaretten pro Tag relativ entzugssymptomfrei über die Runden kommen, müssten demnach 10 kg Broccoli am Tag reichen.

Also ran an die Gemüsetöpfe! Ist natürlich nicht billig und erfordert viel Schnippelei und Kocherei, aber was tut man nicht alles für die Gesundheit. Und wenn wir uns damit die nötige Nikotindosis auf geschmackvolle Weise verabreichen können, dann ernähren wir uns doch gerne gesund.

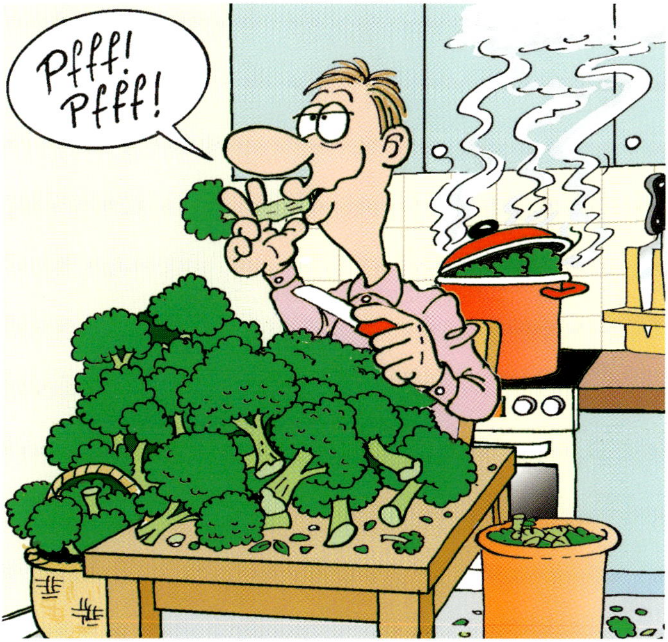

Das Bemühen, die Rauchlust mit Gemüse zu stillen, treibt oft seltsame Blüten.

Also fing ich an mit dem Schnippeln und Schneiden, Waschen, Hacken, Dünsten, Blanchieren, Überbacken, Pürieren. Bald stand ich vor Bergen von Broccoli. Ich gebe zu, nach einem Kilo hat man eigentlich schon genug. Da hilft nur: Augen zu und rein

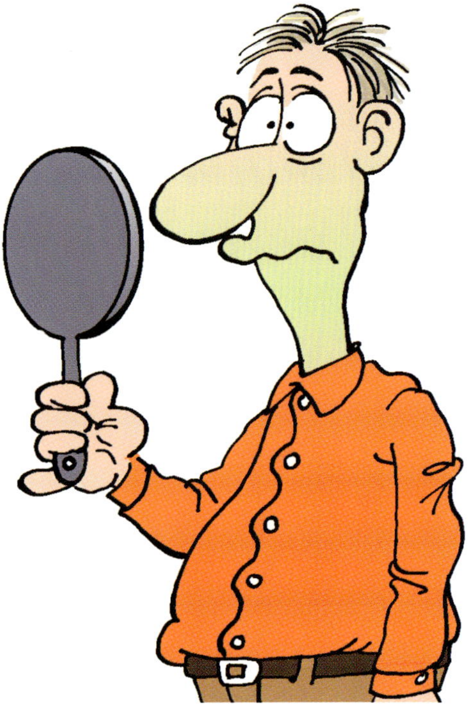

damit. Etwas langweilig und eintönig auf Dauer, aber was muss, das muss. Drei Kilo auf einen Sitz habe ich geschafft. Wenn es dann noch Toast mit Broccolimarmelade zum Frühstück gibt und literweise Broccolisuppe am Abend, mittags noch Broccolipudding als Nachtisch, zwischendurch klein geschnittene Broccolistängel zum Knabbern und frisch gepressten Broccolisaft, könnte man es auf fünf Kilo bringen. So viel wie fünf Zigaretten, damit ließe sich notfalls auskommen. Mehr kriegt man nicht rein. Bereits nach einem Tag überkamen mich Würgegefühle, wenn ich Broccoli nur in einer Gemüseauslage sah. Außerdem bekam meine Haut allmählich einen leichten Grünstich.

Aus einer weiteren Zeitungsnotiz erfuhr ich, dass auch Paprika und Kartoffeln nikotinreich sind. Prima, so kommt Abwechslung auf den Speiseplan. Paprika könnte man klein geschnippelt mit sich führen und unterwegs knabbern, muss man halt einen Rucksack voll davon schultern. Am nächsten Tag versuchte ich das: gekochte Kartoffeln, Paprika-Rohkost und Broccoliauflauf. Nettes vegetarisches Menü, aber nikotinsuchtdämpfender Effekt: null! Im Gegenteil: Ich bekam einen ungeheuren Blähbauch, der in der Öffentlichkeit ganz deplatzierte Darmgeräusche produzierte, was ich gerne durch die verdauungsfördernde Wirkung einer Zigarette gedämpft hätte.

Also experimentierte ich selbst ein wenig. Der Nachteil bei den obigen Gemüsen ist der geringe Nikotingehalt, dachte ich mir, und besorgte mir frische

Tabakblätter (der Gesundheit wegen natürlich aus biologisch-dynamisch kontrolliertem Anbau). Erst versuchte ich es mit einem Tabak-Blattsalat. Das Gourmet-Urteil: faserig, bitterscharf, nur mit einem Wiederkäuergebiss runterzukriegen. Zweiter Versuch: Tabaksuppe. Haben sich schon die Maya eingebrockt und ausgelöffelt. Ergebnis: braune, übel riechende, ungenießbare Brühe. Tabak ist ein scheußliches Kraut. Verbrennen ist wirklich das Beste, was man damit machen kann. Daher hat auch der Kautabak vor allem dort Erfolg gehabt, wo das Rauchen schlicht unmöglich ist: an Bord von Frachtseglern bei sturmgepeitschter Kap-Hoorn-Umsegelung zum Beispiel, oder in schlagwettergefährdeten Kohlebergwerken.

Die Taba(s)co-Methode

Ich hatte von der vorigen Versuchsreihe her noch eine Menge Tabakblätter und -stängel parat und fragte mich: Was damit tun? Da fielen mir die Hasch-Partys meiner Studentenzeit ein. Auf Feten wurde immer irgendwie Haschisch oder Marihuana geraucht, irgendwann ging halt der erste Joint rum. Mein Problem war: Das Zeug wirkte bei mir nicht. Ich konnte es tütenweise rauchen – und verspürte keine Dröhnung, wie ein Rausch damals genannt wurde. Wurde nur müde.

Dann kam die Mode auf, Haschisch-Tee zu reichen und selbst gebackene Haschisch-Kekse anzubieten. Geschmeckt hat das nicht besonders, eher zum Abtörnen. Auf irgendeiner Fete habe ich mich trotzdem damit abgefüllt, um wenigstens einmal im Leben high zu werden – und bin doch nur inmitten des allgemeinen Highlifes eingeschlafen. Geträumt habe ich allerdings sehr originell, erinnere ich mich.

Zur Sache: Wenn das geht, könnte man doch auch Niko-Kekse backen? Um den scharf-bitteren Nikotin-Geschmack zu überspielen, müssten sie allerdings sehr geschmacksstark sein, dachte ich mir, und machte mich daran, es auszuprobieren. Ich wollte ein scharfes tabakhaltiges Gebäck schaffen, richtig pikant, mit Tabasco gewürzt. Das passt schon namentlich: die Taba(s)co-Kekse, oder kurz: TabaKeks oder engl.: Tabaco-Cookies, short: TabaCookies. Name und Idee sind hiermit geschützt.

Es passt auch sachlich, denn Chili, aus dem die Tabasco-Soße besteht, ist ein Stoff von gleicher chemischer Beschaffenheit wie Nikotin, nämlich ein Alkaloid. Wie auch

Heroin, Strychnin und – Kakao, der zwecks geschmacklicher Abrundung dem Zigarettentabak zugesetzt wird. Ähnlich wie das giftige Nikotin dient die Schärfe des Chilis den Pflanzen der Insektenabwehr. Und bewirkt beim Menschen die Ausschüttung von Glückshormonen, um die unerträglichen Schmerzen beim Chiliverzehr zu überspielen. Wir sind also ganz nah dran an unserer gewohnten Drogenwirkung.

Folglich buk ich höllisch scharfes Tabak-Knabbergebäck mit Chili-Kakao-Note, längliche Niko-Sticks von Zigarettenlänge. Das hat mächtig gekickt. Vornehmlich wegen des Chilis, gebe ich zu, aber es war eine geschmackliche Sensation. Doch leider: Das Zeug macht in Kürze pappsatt. Als Zigarettenersatz ungeeignet.

Fazit: Die Gemüse-/Gebäck-Entwöhnungskur ist im Alltag kaum praktizierbar, die nikotinhaltigen Nahrungsmittel auf Tabakbasis schmecken entweder abscheulich oder machen dick. Die biologisch-natürliche Entzugshilfe erfüllt daher nicht unsere Erwartungen an eine suchtstillende und genüssliche Nikotinaufnahme, die offenbar nur über die Rauchinhalation möglich ist. Denn die Suchtbefriedigung hängt eben nicht nur von der Höhe der Dosis ab, sondern auch davon, wie schnell sie dem Körper zugeführt wird. Das haben wir bei den Pflastern gemerkt. Da verhält sich Nikotin ähnlich wie Kokain: Das bei Amazonas-Indianern übliche Kauen von Koka-Blättern verursacht keinen Rausch und macht nicht abhängig, dämpft allenfalls das Hungergefühl und stumpft die Sinne ab. Erst wenn es inhaliert wird, entfaltet Kokain seine explosive Wirkung, die den Kokser geradezu umhaut.

Also, so werden wir die Tabakomanie auch nicht los. Wir müssen wirklich auf Nikotin verzichten! So schwer es uns fällt.

Der bakteriell unterstützte Sofortverzicht

Nicht lockerlassen, wir machen einen neuen Anlauf. Es wird gesagt, dass die schlimmsten Entzugssymptome nach zwei bis drei Wochen überwunden sind. Also warten wir die günstige Gelegenheit ab, bis wir eine schwere Erkältung oder Grippe kriegen. Hartgesottene Raucher rauchen zwar auch dann noch, wenn sie röchelnd, keuchend, mit triefender Nase und wundem Hals im Bett liegen, aber munden tut es ihnen mangels Geschmacksempfindung nicht. Zumal ein entzündeter Hals sich nicht unbedingt mit Rauchinhalation verträgt. Da fällt die Entsagung leichter.

Der Herbst ist eine günstige Zeit. Da schwappt die erste Erkältungswelle heran, und auf der surfen wir mit in Richtung Nichtraucherleben. Oder wir nutzen im Frühjahr die letzte, abziehende Grippefront. Ich weiß nicht, ob es Ihnen auch so ergehen wird – mein Problem, nachdem ich diesen Vorsatz gefasst hatte, war: Ich wurde einfach nicht krank. Bisher habe ich regelmäßig zu Beginn der kalten Jahreszeit zumindest eine saftige Erkältung bekommen und mich riesig darüber geärgert (weil das Rauchen dann halt keinen Spaß macht). Als ich mir eine Infektion wünschte, bekam ich keine. Alle um mich herum schnieften und rotzten vor sich hin, husteten mit trüben Augen und roter Nase, nur ich ging leer aus. In diesem Fall muss man halt die Ansteckungsgefahr erhöhen. Hier einige Tipps:

- Vitaminaufnahme einstellen. So ungesund wie möglich ernähren.
- Nicht warm anziehen, auf dicke Socken verzichten, keine Kopfbedeckung tragen.
- Menschenmengen suchen. Auto stehen lassen, öffentliche Verkehrsmittel nehmen. Möglichst viele Griffe und Haltestangen in Bussen, U- und Straßenbahnen anfassen, die wimmeln von Bakterien.
- Viele Hände schütteln, und vor allem allen, die sich gerade feucht geschneuzt haben, sofort die Hand geben – auch wenn Sie die Leute gar nicht kennen und es keinen Anlass dazu gibt.
- Viel mit rücksichtslosen Leuten reden, die sich beim Niesen nichts vors Gesicht halten. Im Sprühregen eines Explosionsniesers ist die Infektionschance besonders hoch.

Vielleicht klappt das bei Ihnen. Bei mir nicht. Die Grippe-Erreger mieden mich – ich bekam nicht mal einen Standardschnupfen, war aber wegen der Missachtung seitens der Viren schwer gekränkt und verschnupft. Und erlebte den ersten erkältungsfreien Winter meines Lebens. Immerhin: Wenn diese Tipps auch nicht helfen, das Rauchen aufzugeben, so ist es doch eine offenbar verlässliche erkältungsvorbeugende Methode. Wer also gesund bleiben möchte, sollte die oben aufgeführten Maßnahmen befolgen.

Die Rauch-unterstützte Nikotinentwöhnung

Ist es vielleicht doch das Feuermachen, der Brandgeruch, der sich kräuselnde blaue Dunst, der uns hartnäckig bei der Glimmstange hält? Vielleicht sind wir ja schon einigermaßen zufrieden, wenn wir vor uns hinstänkern können?

Ich rate davon ab, sich deshalb auf die oft als erfolgversprechend gepriesene Kräuterzigaretten-Methode einzulassen. Zwar hat man dann seine gewohnte Rauchquelle zwischen den Lippen, doch man sollte sich keine Illusion machen, damit gesund zu rauchen. Denn wir wissen aus den ersten Kapiteln: Rauch brauchen wir nicht. Nikotin ohne krank machende Begleitumstände wollen wir.

Nikotin allein ist weder krebserregend noch führt es zu Missbildungen. Pur genossen, ist es sehr giftig, aber erstens kann man es pur nicht genießen, weil es widerlich schmeckt, und zweitens wird es im Körper so schnell wieder abgebaut, dass wir es uns durchs Rauchen gar nicht schnell genug zuführen können, um eine tödliche Konzentration zu erreichen. Wer sich damit vergiften will, müsste schon mengenweise Zigaretten essen – Mahlzeit!

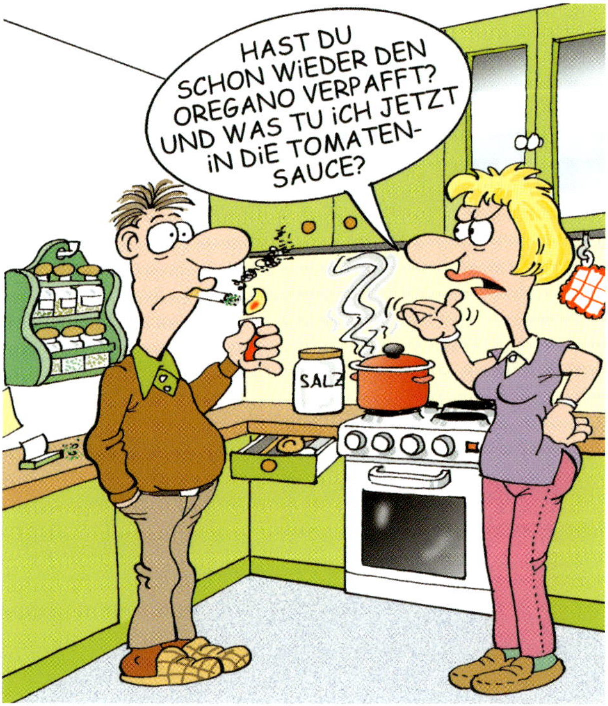
HAST DU SCHON WIEDER DEN OREGANO VERPAFFT? UND WAS TU ICH JETZT IN DIE TOMATEN-SAUCE?
SALZ

Was uns krank macht, Krebs verursacht, die Herzinfarkt- und Schlaganfallwahrscheinlichkeit steigert, die Zeugungsfähigkeit beeinträchtigt, die Haut vorzeitig altern lässt, Magen- und Darmgeschwüre fördert, sind die zahllosen im Rauch enthaltenen Schadstoffe. Und die sind wahrscheinlich in jedem

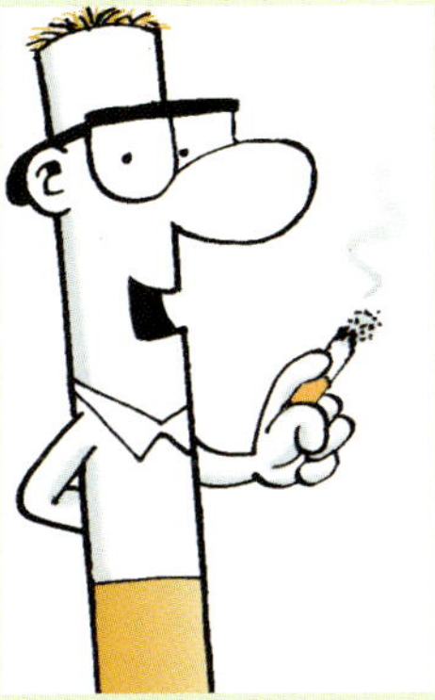

Der Experten-Rat:

Wenn man das nikotinfreie Paffen ausprobieren möchte, ist es nicht nötig, sich die sündhaft teuren Kräuterzigaretten zu kaufen, die es hierzulande nur in Apotheken gibt. Trockenkräuter hat jeder Haushalt im Gewürzregal – selber drehen ist angesagt! Abwechslung ist garantiert: Statt von morgens bis abends die gleiche Marke zu rauchen, ziehen wir uns abwechselnd Oregano-, Thymian-, Bohnenkraut- oder Liebstöckelzigaretten rein! Ein ganz neues Rauch-Erlebnis!

Rauch enthalten. Ich wette, dass der Rauch von trockenen Petersilienblättern oder Pfefferminze genauso schädlich ist wie der von Tabak.

Hinter der Kräuterzigaretten-Idee steckt eine gut gemeinte Absicht: Die Gehirne von Rauchern werden allmählich auf das Rauch-Lusterlebnis hin programmiert. Denn an die ständige Nikotinzufuhr gewöhnt, legt der Organismus immer mehr von den Rezeptoren an, an denen das Nikotin andocken kann, um noch mehr von der begehrten Droge aufnehmen zu können. Eine teuflische Eskalation ist die Folge: Je mehr Rezeptoren versorgt sein wollen, umso höher muss die Nikotindosis sein, um das gewohnte befriedigende Ergebnis zu erzielen, woraufhin noch mehr Rezeptoren bereitgestellt werden, und so weiter ...

Das Rauchen ohne suchtbefriedigenden Dopingeffekt soll nun den als zwangsläufig empfundenen Zusammenhang zwischen Rauchen und Befriedigung im Raucherbewusstsein neutralisieren. Das Gegenteil wird natürlich bewirkt: Die Raucher, die Qualm einatmen, ohne die übliche Belohnung zu bekommen, rauchen aus lauter Verzweiflung über die höchst unbefriedigende Wirkung eine Kräuterzigarette nach der anderen und inhalieren dabei immer tiefer und tiefer, und ziehen sich so die Schadstoffmenge, die nun mal in jedem Rauch enthalten ist, umso nachhaltiger rein. Nikotinlosen Rauch einzuatmen, der ebenso krank macht wie Tabakrauch, aber unseren Lunger nicht stillt, ist also das Blödeste, was man tun kann. Ganz im Gegenteil sollte man sich das Rauchen derart verekeln, dass man nie wieder in Versuchung kommt. Versuchen wir es also noch einmal auf die harte Tour ...

Die Ekel- oder Überdruss-Methode

Einfach so aufhören, hat bei uns nicht funktioniert, da die Tätigkeit des Rauchens für uns mit zu vielen positiven Erfahrungen verknüpft ist: die high machende Morgenzigarette. Die die Koffeinaufnahme angenehm begleitende Nikotinzufuhr. Die erleichternde, verdauungsfördernde Zigarette nach dem Essen. Die unglaublich geschmacksreiche Kombination von gleichzeitigem Bier- und Tabakgenuss. Das sind kleine und große, gewohnte Freuden des Alltags, die wir als Nichtraucher ewig vermissen werden. Also sollten wir uns das ein für alle Mal verleiden, indem wir die Qualmerei mit negativen Empfindungen verbinden.

Wir kennen es: Wenn uns einmal nach einer Mahlzeit speiübel geworden ist und wir vielleicht sogar eine Fleisch- oder Fischvergiftung bekommen haben, können wir genau dieses Essen monate-, ja jahrelang nicht mehr sehen, ohne dass uns schlecht wird. Das machen wir jetzt auch mit Zigaretten und wenden dazu die ekelerregende Überdruss-Methode an, auch Aversionsmethode genannt.

Dazu müssen wir einige Vorbereitungen treffen:

- ⚠ Stangenweise Zigaretten und einige große Dosen Drehtabak einkaufen.
- ⚠ Alle verfügbaren Aschenbecher in der Wohnung verteilen, dazu sämtliche Suppenteller, Schüsseln, Schälchen, Untertassen, Untersetzer, die sich auch für diesen Zweck eignen.
- ⚠ Fenster zumachen und eventuell mit Klebeband alle undichten Ritzen luftdicht verschließen.
- ⚠ Vom Baumarkt einen Eimer Teer (10 kg) und eine Plastikplane besorgen.
- ⚠ Gartengrill, Holzkohle und Grillanzünder bereitstellen.
- ⚠ Einige Tage Urlaub nehmen oder besser gleich krankschreiben lassen.

Dann kann es losgehen. Wir rauchen jetzt pausenlos eine Zigarette nach der anderen, und da wir damit nicht weit kommen, zünden wir uns gleich mehrere an. In allen Aschenbechern und sonstigen Schalen, Tellern, Schüsseln müssen immer

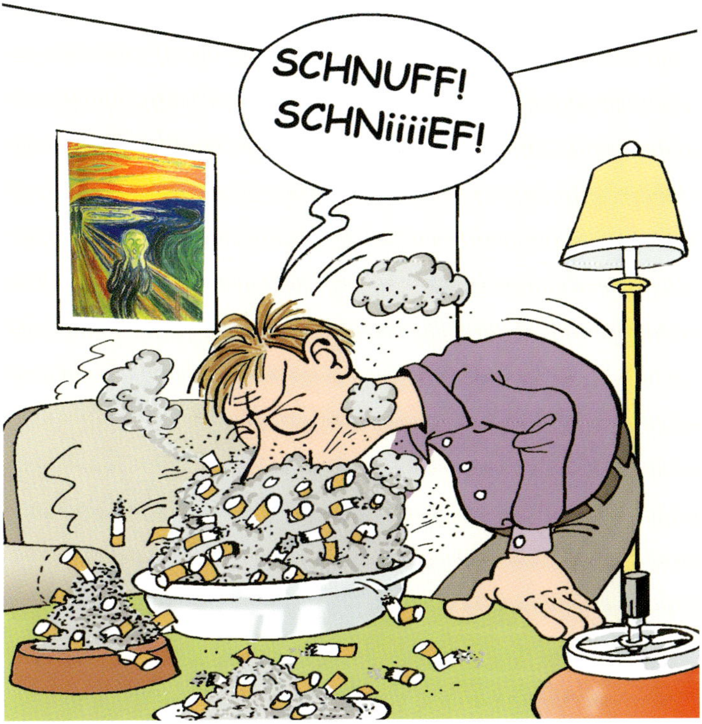

mehrere brennende Zigaretten räuchern. Wichtig: Selbst wenn sie randvoll sind und sich die Kippen darin türmen, dürfen sie nicht ausgeleert werden. Zusätzlich schütten wir den Inhalt der Drehtabakdosen in den Grill und zünden den Tabakhaufen ebenfalls an. Damit er nicht erlöscht, platzieren wir ein Stück glimmende Holzkohle darunter. Nach einigen Stunden ist die Luft in der Wohnung rauchgesättigt. Nicht lüften! Die Tabakrauchatmosphäre erkalten und den Rauch setzen lassen. Dabei gleichmäßig durchatmen. Jetzt sollte in uns schon ein leichtes Gefühl des Widerwillens aufkeimen.

Zur Steigerung des Effektes versenken wir unsere Nase vollständig in die Kippenberge. Dabei mehrfach tief durch das Riechorgan Luft holen.

Jetzt nehmen wir den Teereimer. Im Laufe unserer Raucherkarriere haben wir mindestens diese Menge in unserer Lunge verteilt – circa eine Tasse Teer pro Jahr. Damit könnte man mehrere Garagendächer dichten. Wir breiten die Plastikplane aus, kippen den Teer darauf aus und verteilen dann den Inhalt aller Aschenbecher und Teller auf der Plane. Darin wälzen und suhlen wir uns dann.

Haben Sie diese Anweisung genau befolgt? Dann gucken Sie jetzt mal in den Spiegel. Schön schauen Sie aus! Und so schaut es in unserem Inneren aus. Das ist es, was wir uns seit Jahr und Tag verabreichen. Wollen wir das? Jedes Mal, wenn Sie danach

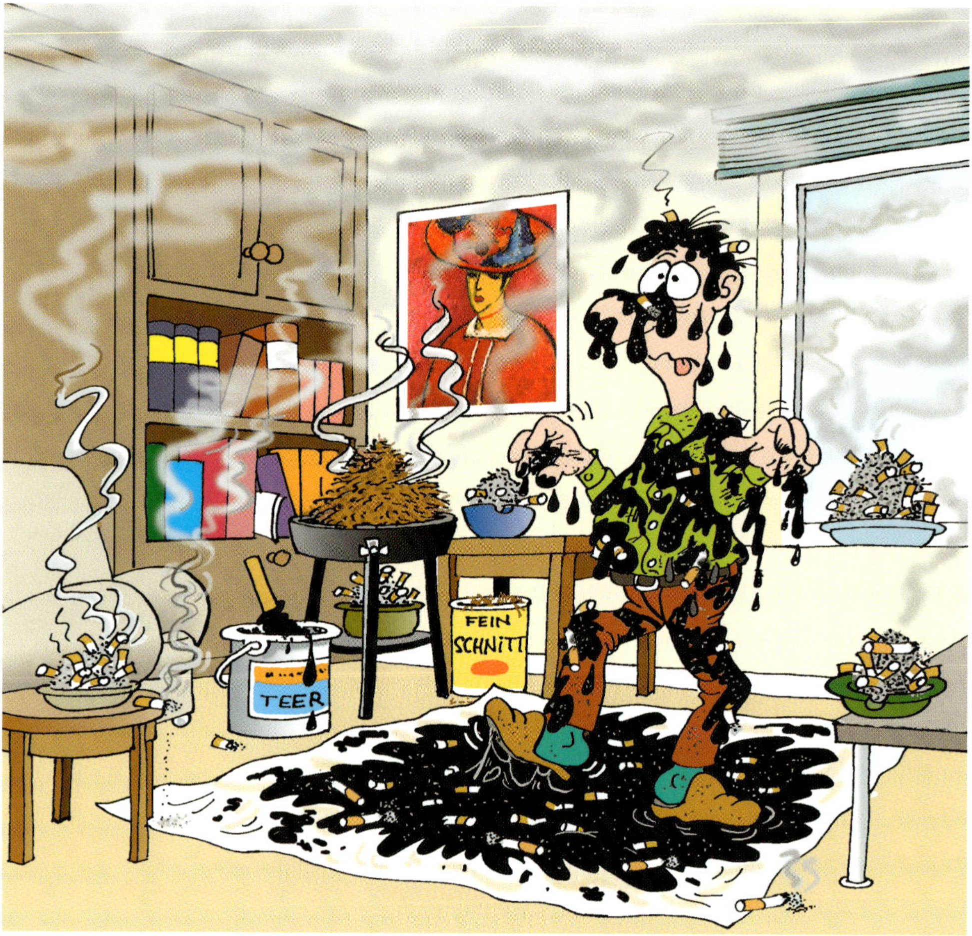

wieder eine teerspendende Rauchzeitbombe abbrennen wollen, werden Sie an dieses Erlebnis erinnert und lassen es lieber sein. Wer danach jemals wieder einen „Lungentorpedo" zündet, ist einfach nicht zu retten.

Da Menschen aus Schaden jedoch nicht klug werden (sonst wären wir alle längst geniale Intelligenzbestien), fürchte ich, dass auch die Ekelmethode nichts nützt. Wir alle hatten schon mal vom Rauch die Nase voll, und jeder Raucher hat schon Löcher in Tischdecken oder Teppichböden gebrannt, und wir haben es trotzdem nicht gelassen. Und wenn Sie jetzt vergessen haben, die kokelnden Tabakhaufen in Ihrer

Wohnung zu löschen, oder wenn eine noch glimmende Kippe mit auf die Plastikplane geraten ist, dann haben Sie sich vielleicht gerade die Wohnung in Brand gesetzt. Und würden nur deswegen noch lange nicht die Finger vom Tabak lassen.

Ich habe die Ekelmethode ehrlich gesagt nicht ausprobiert. Ich hoffe, Sie auch nicht. Aber vielleicht ist ja Ihnen, liebe Leserin, lieber Leser, der sofortige Ausstieg mit einer anderen Begleitmaßnahme gelungen. Mir nicht. Aber alles hat auch einen positiven Aspekt: Wenn es bei mir geklappt hätte, wäre das Buch ja schon aus. So muss ich vorerst weiterrauchen. Aus beruflichen Gründen.

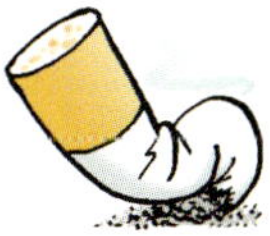

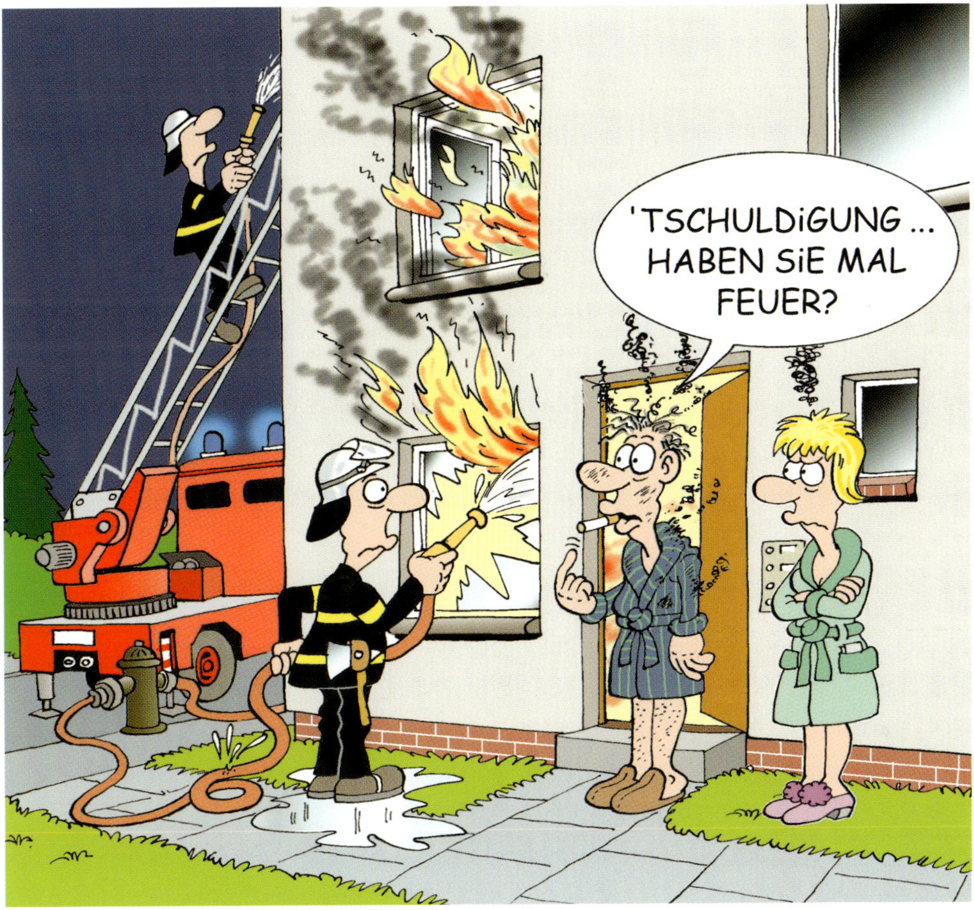

5 Rauchen ist Wahnsinn - und darum so schön!

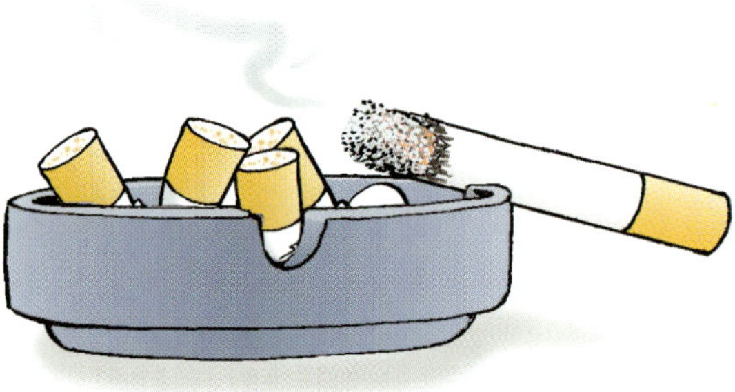

Aha, Sie sind also auch noch dabei. Schön für mich, nicht schön für Sie. Also wir haben den sofortigen Ausstieg nicht geschafft. Warum nur können wir die unselige Pafferei nicht oder nur vorübergehend sein lassen? Wieso treibt es uns zum Wahnsinn, wenn wir nicht genug Nikotin abkriegen? Warum wird trotz aller dagegen sprechenden Ein- und Absichten, trotz aller medizinischen Warnungen und inflationärer Abbildungsflut von pechschwarzen Raucherlungen und abfaulenden Raucherbeinen heutzutage überhaupt noch geraucht? In jeder Familie, in jedem Freundeskreis, in jeder Firma gibt es zahlreiche Fälle von frühzeitig an Schlaganfällen, Herzinfarkten oder Krebskrankheiten gestorbenen Raucher-männchen und -mädchen. Trotzdem fängt jede Generation von Neuem damit an.

Darum muss hier noch mal der Frage nachgegangen werden, was eigentlich den Reiz des Rauchens ausmacht. Raucher reizt der würzige Duft, die entspannende, beruhigende oder wahlweise auch anregende Wirkung, die meditative Beschäftigung mit dem glimmenden Tabakstäbchen. Ansonsten reizt es die Augen, verursacht Hustenreiz und sorgt des Öfteren für gereizte Stimmung zwischen den verfeindeten Lagern der Tabakfreunde und -feinde.

Als Kinder haben wir es nicht anders kennengelernt: Großeltern, Eltern (oder wenigstens ein Elter) rauchten, Onkel und Tanten taten es, Verwandte und Unverwandte,

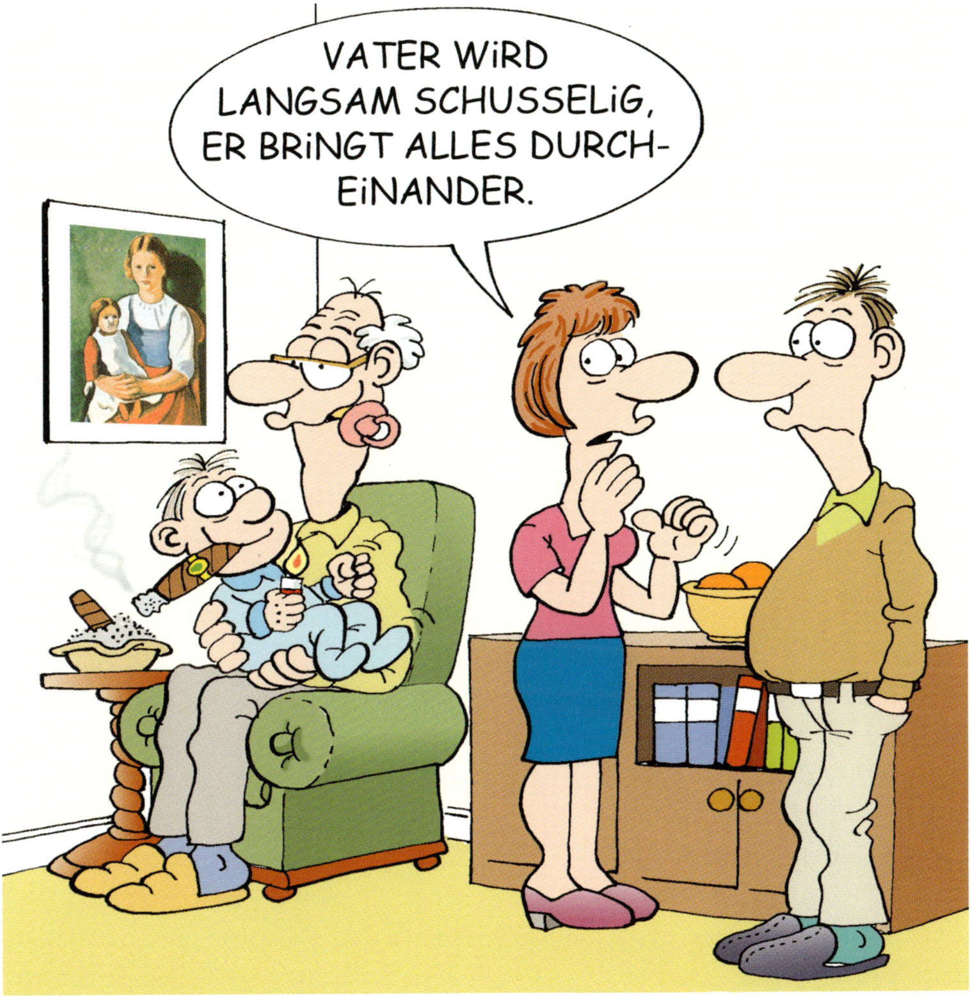

Besucher und Bekannte, in den Familien unserer Freundinnen und Freunde wurde auch geraucht. So hatten wir Jahre Zeit, uns an den beißenden Qualm zu gewöhnen. Und die Großen waren bestrebt, uns langsam an den Zigarettenkonsum heranzuführen. Dazu gaben sie uns in tückischer Verführungsabsicht Schokoladenzigaretten. Damit kamen wir uns schon sehr groß vor, lernten das lässige Hantieren mit dem verlockenden Luststängel und sehnten den Augenblick herbei, da wir erwachsen oder unartig genug wären, das Original zu probieren.

Als es so weit war, wurde es allerdings zu einer wahrhaft bitteren Enttäuschung: Alle Raucher erinnern sich an ihre erste Zigarette im Leben. Sie schmeckt widerlich. Es wird einem schwindelig im Kopf, flau im Magen und speiübel, und Kopfschmerzen kommen oft auch noch hinterher, und der bittere Nachgeschmack hält lange an. Irgendein positiver Effekt ist nicht zu bemerken. Und trotzdem wiederholt man es so lange, bis man sich an die negativen Wirkungen gewöhnt hat und – endlich! – abhängig von dem Wunderkraut geworden ist. Statt es gleich nach der ersten Zigarette wieder sein zu lassen. Ein schwer zu erklärendes Verhalten, aber wir versuchen es trotzdem: Schließlich will man als Kind beweisen, dass man hart im Nehmen ist, und betrachtet das würgereiz- und durchfallverachtende Verschlucken von Rauch als grausigen Initiationsritus, den es um jeden Preis zu bestehen gilt, wenn man zu den Erwachsenen gehören will. Denn die Großen, das sagen sie jedenfalls, wissen, was richtig ist und was nicht. Welches Kind mag sich schon eingestehen, von lauter drogenabhängigen Dummköpfen umgeben zu sein?

Also probiert man es auch als Jugendlicher wieder und wieder, und schon schnappt die Falle zu: Das im Tabak enthaltene Nikotin ist eine Droge, die extrem schnell süchtig macht – oft genügen wenige Zigaretten, und man kommt davon nicht mehr los. Suchtexperten sagen dem Nikotin eine ebenso suchterregende Wirkung wie Heroin und Kokain nach. Mit dem Unterschied, dass Tabak relativ preiswert überall frei erhältlich ist, ohne dass man sich erst in eine dubiose Drogenszene hinabbegeben oder sich der Beschaffungskriminalität hingeben muss. Zumindest nicht, bis der Konsum auf eine halbe Stange täglich gestiegen ist. Gegen die üblen Auswirkungen des Tabaks ist der geübte Raucher schnell abgehärtet. Doch nach längerer Enthaltsamkeit, nach einem Entzugsversuch oder einer schweren Krankheit etwa, die im Gegensatz zu einer läppischen Grippe mit Lungenentzündung nun wirklich keinen Zigarettenkonsum zulässt (z. B. Gebissfixierung nach Kieferoperation oder Bruch beider Arme gleichzeitig), machen sich die unerquicklichen Symptome wieder bemerkbar: Die erste Zigarette nach längerer Rauchpause schmeckt einfach nicht. Und trotzdem fangen wir immer wieder an. Es ist wie ein Fluch. Der wahre Fluch des Montezuma.

Aber warum werden wir süchtig nach diesem scharfen, bitteren „starken Tobak"? Blättern wir noch mal in der Tabak-Geschichte zurück ...

Die irre Wirkung des Nikotins

Ausgerechnet die Maya, die doch für ihre herausragenden kulturellen Leistungen berühmt sind, sollen als Erste auf die Unsitte gekommen sein, den Rauch brennender Tabakblätter einzuatmen. Es ist eben nicht Rauch als solcher, sondern speziell der Qualm des Tabaks, auf den die Leute aus sind. Getreide ist gut, aber niemandem würde es deshalb einfallen, seinen Kopf in die Rauchschwaden eines brennenden Kornfeldes zu halten.

Alle Pflanzen enthalten Nikotin, Tabak aber besonders viel davon. Nikotin ist ein Nervengift, das Pflanzen zum Selbstschutz produzieren: Wenn Insekten, vor allem Raupen oder vegetarische Käfer, zum Missmut der betroffenen Pflanzen an den Blättern nagen, sorgt das damit aufgenommene Nikotin für die vorübergehende geistige Verwirrung der Biester. Das Nikotin stört die Funktion der so genannten Botenstoffe, die für den geordneten Informationsfluss im Nervensystem sorgen. Sie trans-

Gehirnfunktionen
(stilisierte Darstellung)

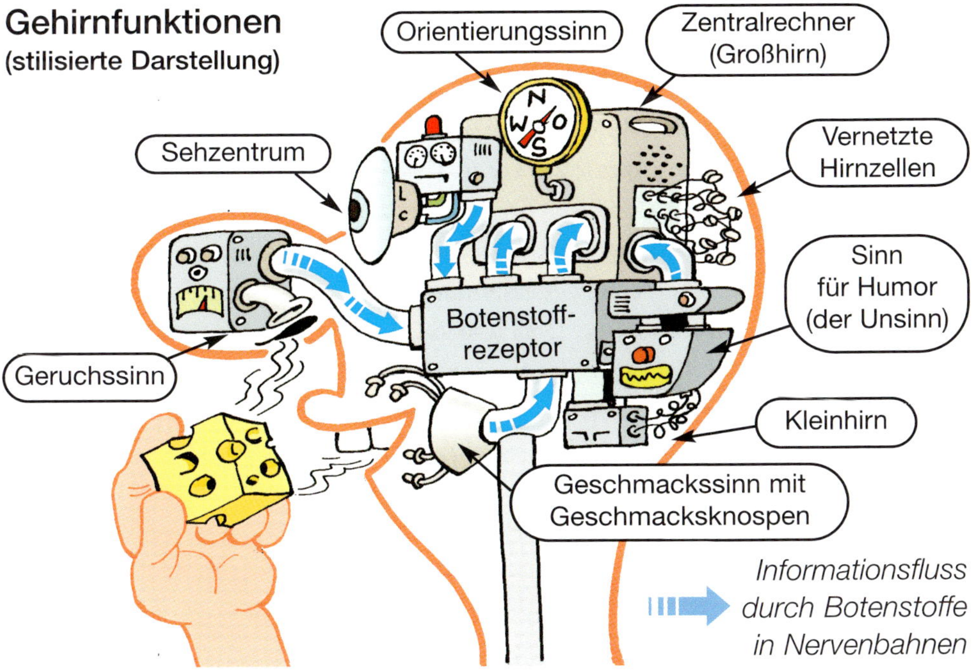

Informationsfluss durch Botenstoffe in Nervenbahnen

Gehirndisfunktionen bei Rauchbelastung

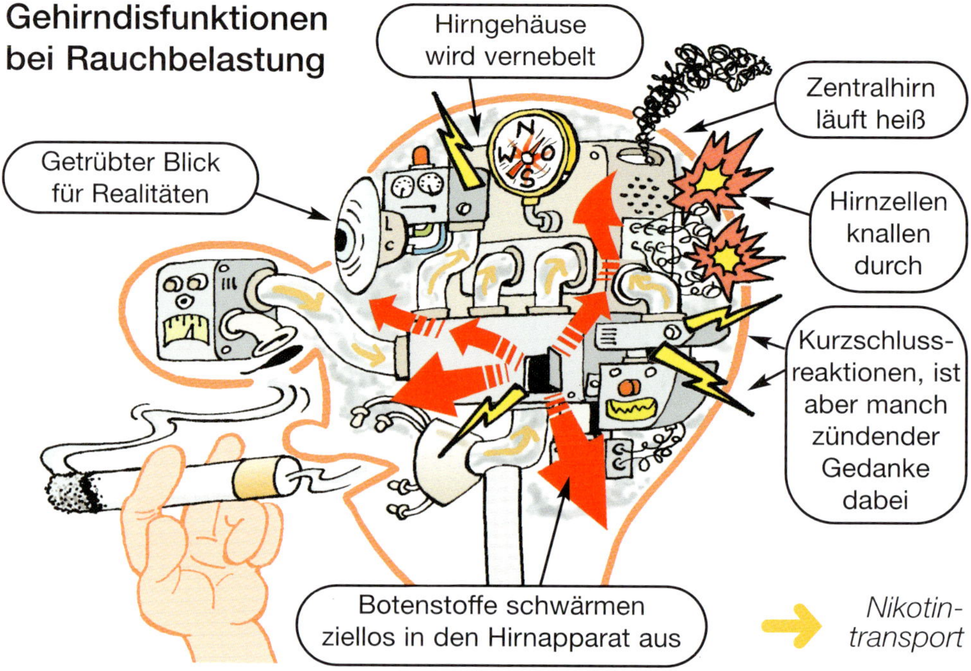

portieren wie Melder oder Kuriere Botschaften über die Nervenbahnen in chemischer Form von einer Hirnzelle zur anderen. Nikotin tut nun ganz dreist so, als sei es ein Botenstoff, und dockt an den dafür vorgesehenen Rezeptoren an. Die echten Botenstoffe Dopamin und Noradrenalin finden dann ihren Platz besetzt vor, sind beleidigt und schwärmen völlig unkoordiniert ins Nervensystem aus, bringen Botschaften an die falschen und Falschmeldungen an die richtigen Stellen, verursachen sozusagen Kurzschlüsse im Denkapparat, der daraufhin durchknallt. Allgemeines nervliches Durcheinander ist die Folge, die Insekten sind zu keinen zielgerichteten Handlungen mehr fähig und schwirren völlig verwirrt ab. Daraufhin meiden sie in Zukunft besonders tabakhaltige Pflanzen, denn das niedere Getier ist offenbar im Gegensatz zu uns Rauchern vernunftbegabt und lernfähig.

Die Indianer Mittelamerikas müssen den Zusammenhang beobachtet und verstanden haben, denn sie nutzten Tabak bereits als Insektenvertilgungsmittel – sie legten Tabakblätter auf offene Wunden, um die Fliegenlarven zu töten, die sonst Wundinfektionen verursacht hätten.

Aber wie wurde die aufputschende Wirkung des Nikotins entdeckt? Ganz einfach: Natürlich wussten auch die Urwaldmenschen, wie jeder Camper, dass Rauch lästige Biester fernhält. Also machten sie am Lagerfeuer so viel Qualm wie möglich, um Malaria-Mücken und Tsetsefliegen zu verjagen.

Dabei haben sie wohl beim zufälligen Verbrennen von Tabakpflanzen bemerkt, dass deren Rauch eine gewisse anregend-benebelnde Wirkung hat, und fanden Gefallen an der zeitweisen geistigen Irritation. Wie sie auch andere den Indianern bekannte Drogen verursachen, das Kauen von Koka-Blättern etwa oder von halluzinogenen Pilzen. Anders als bei Kleingetier bewirkt Nikotin beim Menschen keine komplette Irr-Sinnigkeit, sondern über die Verengung der Blutgefäße erst mal eine kurzfristige Steigerung des Blutdrucks und damit eine erhöhte Leistungs- und Konzentrationsfähigkeit, also eine leichte Beflügelung der Hirntätigkeit. Hinzu kommt, dass die plötzliche und unkoordinierte Überflutung des Hirns mit den Botenstoffen Dopamin, Noradrenalin und Serotonin und die gleichfalls ausgelöste Ausschüttung von Adrenalin ein wohlig-freudiges Glücksgefühl auslöst. Es müssen wohl gute Botschaften sein, die die Botenstoffe mit sich tragen. Dabei ist die Befriedigung, die sich beim Rauchen einstellt, durch keinerlei reale Umstände gerechtfertigt, sondern eine Illusion oder Halluzination, durch körpereigene Glücks-Hormone vorgegaukelt. Es handelt sich tatsächlich um einen leicht berauschten Zustand. Raucher verschaffen sich mit ihrem Aufputschmittel 20-, 30-mal am Tag einen Kick im Hirn, ein Braindoping, das selbst dem tristesten Alltag immer von Neuem ein kleines Highlight aufsetzt und mit einem kurzfristigen Trip in eine andere Welt beglückt. So lässt sich auch ein deftiger Ehekrach, ein Rüffel vom Chef und der Anblick eines Erschießungskommandos von vorn einigermaßen gefasst ertragen.

Wer raucht, wird also ein bisschen verrückt. Da es bei kreativen Tätigkeiten, besonders im künstlerischen, schriftstellernden und wissenschaftlichen Bereich, einer kleinen Portion genialen Wahnsinns und einer zeitweisen Ausschaltung der Vernunftsteuerung bedarf, um die Denkmaschine zu Höchstleistungen anzutreiben, sind Raucher in malenden, musizierenden, schreibenden und forschenden Berufen besonders häufig anzutreffen. Säufer und Kokser nebenbei bemerkt auch. Dazu Thomas Mann: „Ich esse überhaupt nur noch, um danach mit umso größerer Lust rauchen zu können.“

Das im Rauch enthaltene Nikotin ist zwar für die Sucht zuständig, macht uns aber in dieser nebulösen Form wie gesagt nicht körperlich krank. Abgesehen von dem zeitweiligen Dachschaden, den es verursacht. Alle durch den Tabakkonsum bedingten Gesundheitsschäden werden durch die im Rauch enthaltenen Giftstoffe verursacht: Ammoniak (das sonst in echt ätzenden Reinigungsmitteln gute Dienste tut, solange diese nicht mit der Haut oder den Augen in Berührung kommen), klebriger Teer, der sich besser als Straßenbelag eignet als zum Lungenbelag; das aggressive Lösungsmittel Aceton, das Ratten- und Gattengift Arsen, das Mottengift Naphtalin sowie stark krebserregendes Formaldehyd. Beim Verbrennen wird zudem natürlich das tödliche, atemabwürgende Kohlenmonoxid freigesetzt, bestens bekannt aus Autoabgasen. Hinzu kommen noch Cyanwasserstoff, Benzol, Cadmium, Blei, Nickel, Chrom, Nitrosamine, Blausäure, Schwefelsäure sowie radioaktive Stoffe wie Polonium 210 oder Radon. Die pro Jahr von den Bronchien aufgenommene Strahlenmenge entspricht der von ungefähr 250 Röntgenaufnahmen der Lunge, die wir nicht mit uns machen lassen würden. 4 000 hochgiftige Substanzen hat man gezählt (wer war das?). Andere Zähler kommen nur auf 3 000, aber wir wollen nicht kleinlich sein.
Doch die Menschen, und besonders Raucher, können sehr gut mit Widersprüchen leben. So ist es für sie kein Problem, sich heftig über die Feinstaubbelastung durch ungefilterte Dieselabgase und über die Strahlenbelastung durch Atomkraftwerke und kontaminierten Beton aufzuregen – und dabei vor lauter Aufregung eine Zigarette vor und nach der anderen wegzupaffen.

Raucher, die es mit tiefen Lungenzügen darauf anlegen, ihr Atemorgan zu räuchern, sind offenbar lustorientierte Triebmenschen, denen die Konsequenzen ihres Tuns erst einmal egal sind. Kommen ihnen Bedenken – und machen sie sich doch einmal Sorgen um ihre Lebenserwartung –, dann rauchen sie halt schnell eine. Denn die dadurch hervorgerufenen Glücksgefühle helfen, wir wissen es jetzt, über die negative Stimmung, die Ängste, den Pessimismus hinweg und vertreiben die schlimmsten Befürchtungen. Und deshalb machen Raucher immer weiter.

Und haben sogar noch Lust am Untergang. Denn sie wissen, dass sie mit ihrer Rauchlust ihr Leben aufs Spiel setzen. Die Nähe zum Tod gehört allerdings bei vielen Hochgenüssen dazu und macht vielleicht einen Teil des Reizes aus. Man denke an das Verspeisen der hochgiftigen Fugu-Fische in Japan, an denen jährlich zahlrei-

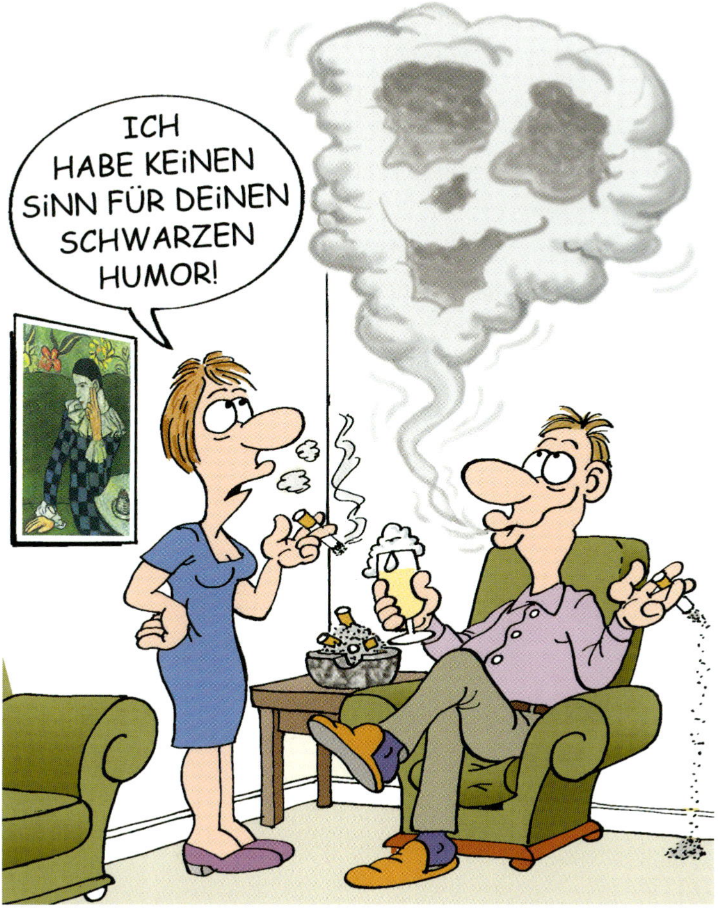

che Feinschmecker zugrunde gehen, wie auch durch das Verzehren selbst gesammelter Pilze. Oder an das Vergnügen beim Bungeespringen, Bergsteigen, Paragliden, Rafting, Motorradfahren. Auch ist die Gefahr, sich beim Beischlaf wegen des extrem gesteigerten Blutdrucks einen Schlaganfall einzuhandeln, besonders hoch. Weswegen wohl der Liebesakt im Französischen auch „kleiner Tod“, „le petit mort“, genannt wird. Aber wie schön ist das alles – wenn man es mag. Und Raucher mögen rauchen.

Andere Menschen fressen, saufen, lachen, ärgern, arbeiten oder langweilen sich zu Tode. Das findet niemand wirklich schlimm. Also warum rauchen wir nicht einfach weiter? Ganz einfach: Weil wir es nicht mehr wollen! Wem das Freeclimbing eines Tages zu riskant wird, der hört damit auf. Aber wir können nicht anders. Unsere Rauchsucht ist ein wirklich zwanghaftes Verhalten. Der reine Wahnsinn. Da helfen dann vielleicht nur ungewöhnliche (*fremdwörtisch:* anormale) und drastische therapeutische Maßnahmen, die sich für die Heilung von Irrsinnigen eignen? Also versuchen wir es mal mit dem ...

Selbstzwangs-Entzug

Wenn wir uns nicht beherrschen können, müssen wir uns eben selbst disziplinieren. Indem wir uns, bevor wir durch Nikotinmangel jede Selbstkontrolle verlieren, in Situationen bringen, in denen Rauchen vollkommen ausgeschlossen ist. Eine Möglichkeit: Meine bereits erwähnte, schwer verunglückte Kollegin war monatelang im Krankenhaus eingeschlossen und hat sich bei der Gelegenheit von der Raucherei kuriert. Sie ist dem Autofahrer, der sie überfahren hat, heute noch dankbar. Vielleicht sollte ich mich vor ein Auto stürzen. Ja, das mache ich! Ihnen, meine liebe Leserin, mein lieber Leser, kann ich das guten Gewissens allerdings nicht empfehlen. Da fallen mir auch noch folgende, weniger schmerzhafte Möglichkeiten ein:

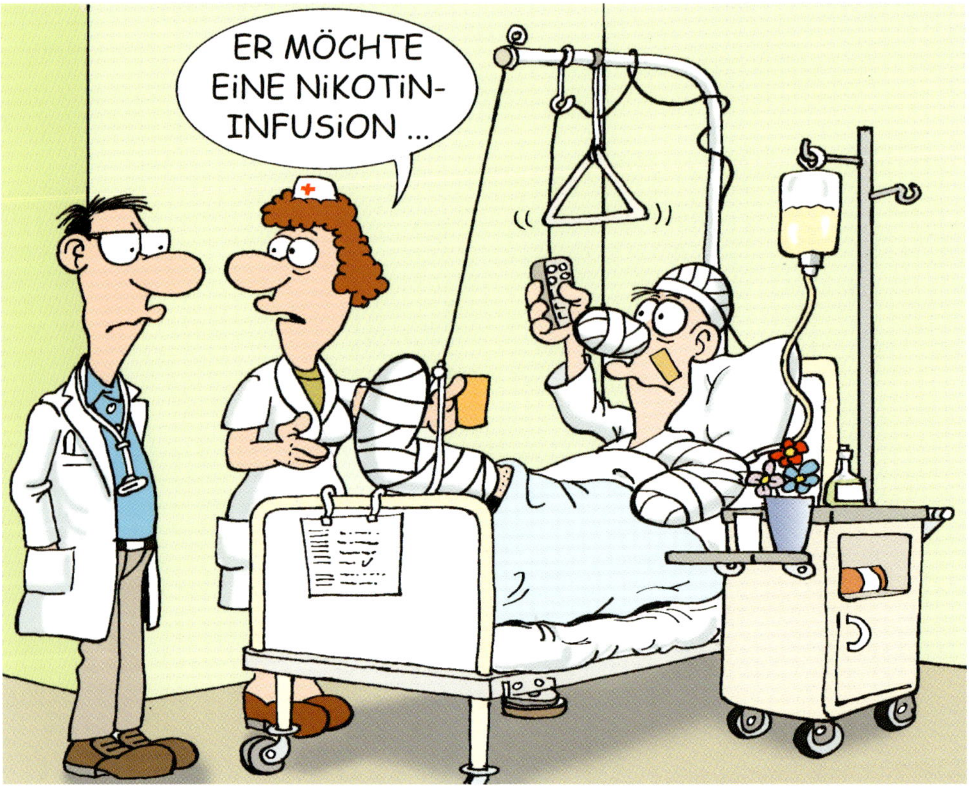

- Ausgedehnter Urlaub in Singapur! Jede auf offener Straße gerauchte Zigarette kostet dort 5.000 $ Strafe – das kann sich kaum jemand allzu oft leisten.
- Besser noch: Sich mit allem nötigen Proviant, aber völlig tabaklos, auf einer unbewohnten Insel absetzen lassen. Für ein viertel Jahr, oder ein halbes.
- In ein Kloster einziehen, am besten auf dem Berg Athos oder in ein tibetanisches Kloster im Himalaya, da kommt keiner so leicht wieder runter, um sich Zigaretten zu besorgen.
- Verrückt spielen, Politikern in den Po treten, bemannte Polizeiautos besprayen, bei Opernpremieren Knallfrösche zünden, wahllos Passanten und ihre Hunde beißen, bis man in Zwangsjacke in einer Gummizelle landet.

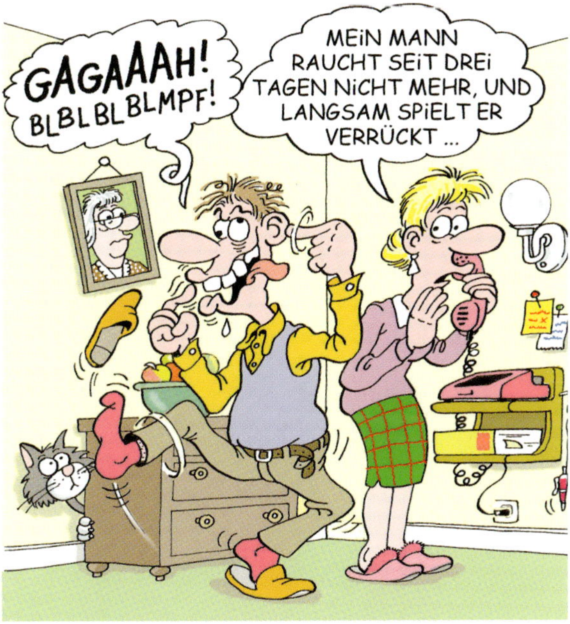
GAGAAAH! BLBLBLBLMPF!
MEIN MANN RAUCHT SEIT DREI TAGEN NICHT MEHR, UND LANGSAM SPIELT ER VERRÜCKT ...

- Job auf einer Bohrinsel annehmen. Da herrscht striktes Rauchverbot, glaube ich, und man ist wochenlang auf Schicht, bis man abgelöst wird. Die ab und zu explodierenden Bohrinseln und Wüstenölquellen sind bestimmt darauf zurückzuführen, dass da ein Raucher nicht an sich halten konnte.
- Wenn eine Besatzung für die erste Mond- oder Marsbasis gesucht wird: sofort bewerben! So eine Marsmission dauert Monate, wenn nicht Jahre.
- Auf U-Boot anheuern, und sei es als Küchenhilfe oder Periskop-Putzkraft.

Wenn Sie eine von diesen Möglichkeiten verwirklichen können, tun Sie es! Dann schaffen Sie es mit Sicherheit! Wem der Selbstzwang nicht behagt, muss eben mit mir zusammen weitermachen – und zwar zur Entspannung mal auf die sanfte Tour.

6 Der sanfte Schritt-für-Schritt-Ausstieg

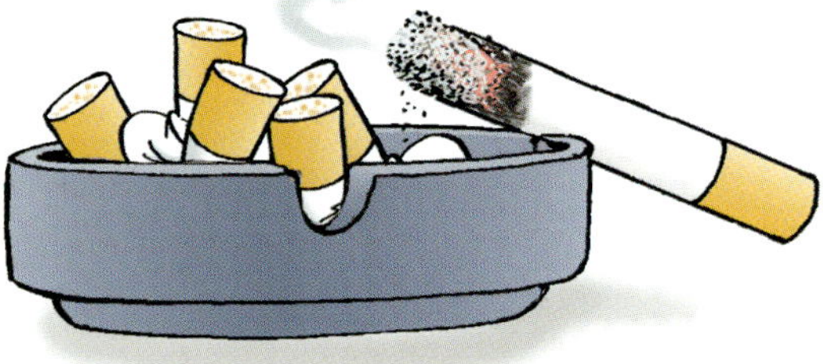

Ob mit oder ohne Entwöhnungshilfen – angesichts des Wahnsinnscharakters der Nikotinabhängigkeit haken wir die Sofort-Methode für uns ab, sie führt zu unkontrollierbarem Suchtverhalten. Ich wäre einmal fast deswegen zu Tode gekommen: Meiner damaligen Lebensgefährtin wegen, Ellen hieß sie (und heißt sie auch immer noch), die ich als Raucherin kennenlernte und die eines Tages dem Tabak entsagte, hatte ich mir freiwillig auferlegt, grundsätzlich nur noch draußen auf dem Balkon zu rauchen. Bei jedem Wind und Wetter. Indem ich ihr zuliebe nicht die Wohnung vollqualmen wollte, hatte ich ein gewisses Maß an Rücksicht gezeigt. Aber auch nicht gerade ein Übermaß, da sie sich ja suchtgeplagt ansehen musste, wie ich auf dem Balkon genüsslich vor mich hinpaffte. Und da ich natürlich immer über Tabakwaren verfügte, hatte ich ihr versprechen müssen, ihr auf gar keinen Fall eine Zigarette zu geben, wenn sie schwach werden sollte, auch wenn sie noch so sehr darum betteln würde. Ich schwor.

Eines Tages, ich stand wieder rauchend draußen, stürmte sie hinzu und wollte eine Zigarette. Ich lehnte ab. Schließlich hatte ich ihr mein Wort gegeben. Ihr Blick wurde stahlhart. Sie war die liebste und humorvollste Person von der Welt, aber sportlich, groß und etwas burschikos, und nach einigem Hin und Her kam sie wutentbrannt auf mich zu – ich stand am Geländer – und verlangte mit wildem Blick: „Gib mir sofort eine Zigarette, sonst schmeiße ich dich vom Balkon!“ Nach kurzem Zögern gab ich sie ihr, wortbrüchig. Ich bin kein Held, und wir wohnten im vierten Stock. Zum ersten (und einzigen) Mal hatte ich Angst vor ihr. Mir ist bis heute nicht klar, ob sie es wirklich getan hätte. Geguckt hat sie so.

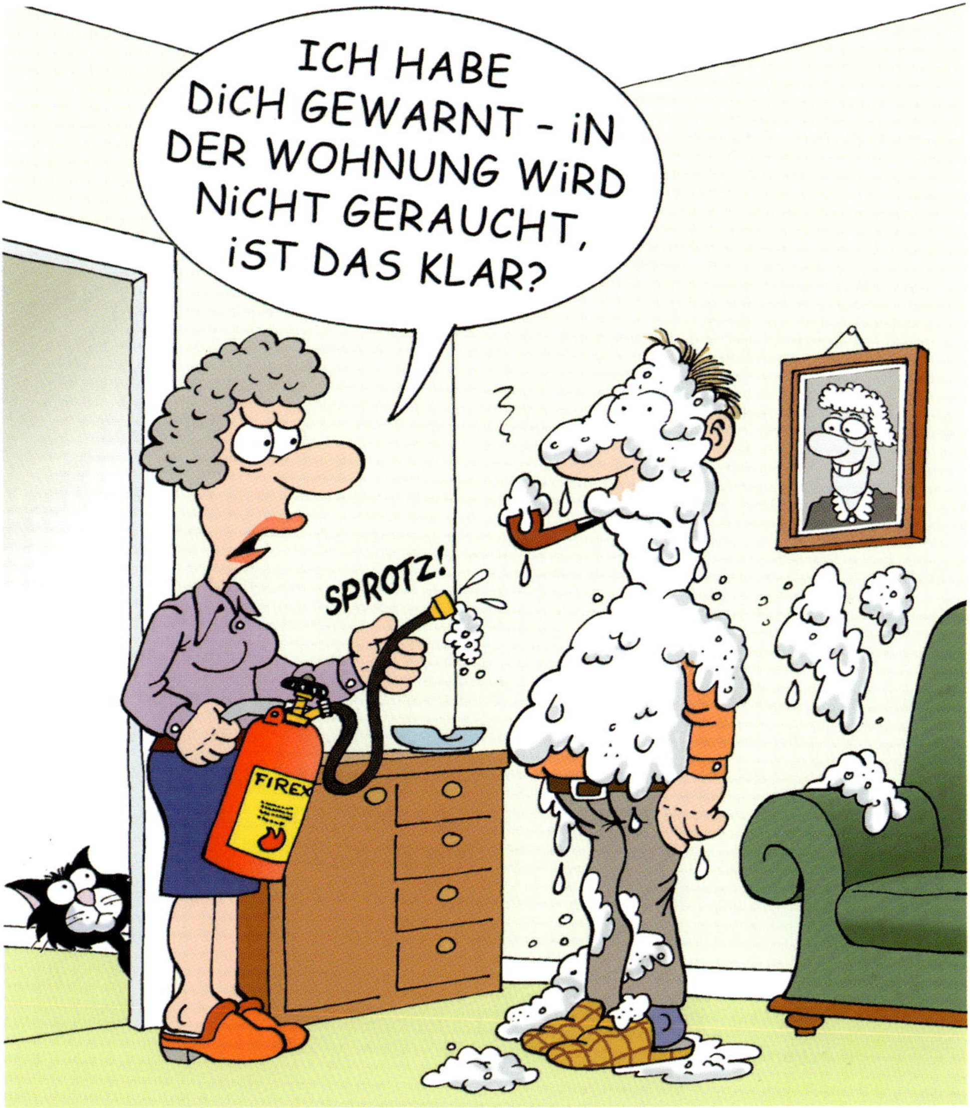
ICH HABE DICH GEWARNT - IN DER WOHNUNG WIRD NICHT GERAUCHT, IST DAS KLAR?
SPROTZ!
FIREX

Wir lernen daraus: Von der Sucht getriebene Menschen können gemeingefährlich werden, wenn man ihnen das Objekt ihrer Begierde entzieht. Nahrungs-, Liebes- und Fernsehentzug – alles ist zu verkraften. Nikotinentzug nicht. Deshalb müssen wir erst unsere Drogenabhängigkeit reduzieren, bevor wir ans Aufhören denken. Und in ehelichen oder eheartigen Beziehungen sollte man es paarweise angehen, um mörderische Konflikte zu vermeiden.

Die allmähliche Nikotinreduktion

Also versuchen wir es mit der allmählichen Entwöhnung, auch Reduktions- oder Schritt-für-Schritt-Methode genannt. Denn wenn wir kaum noch abhängig sind, fällt der Verzicht viel leichter. Das ist selbst für einen Rauchlüstling wie mich gar nicht so schwer. Ich habe mich damals Ellens wegen ohne nennenswerte Entzugssymptome über Wochen hinweg von 50 auf 3 Zigaretten pro Tag heruntergewöhnt und war reif, ganz aufhören zu können. Ich habe da einige wichtige Tipps auf Lager:

1. Tipp: Nur noch außerhalb der Wohnung rauchen!

Ich saß freiberuflich schreibend und zeichnend den ganzen Tag zu Hause am Schreibtisch und habe dabei immerfort geraucht. Ich gewöhnte mir wie gesagt meiner Liebsten wegen an, nur noch außerhalb der Wohnung zu rauchen. Da fielen die vielen „automatischen Zigaretten“ weg, die sich Vielraucher gedankenlos anstecken, auch wenn sie gar keine große Lust darauf haben. Oder wenn im Aschenbecher sogar noch eine brennt. Weil die Handbewegung wie bei Fließbandarbeitern längst zum Reflex geworden ist, zu einer internalisierten Gewohnheitsgeste. Verlässt man jedes Mal die Wohnung, kostet rauchen Zeit, das überlegt man sich, und wenn es regnet, auch zweimal, und wenn es zudem bitterkalt ist, gar dreimal.

Ab da habe ich nur noch stündlich eine geraucht. Vom Nikotinbedarf her reichte das völlig. So kommt man auf ungefähr 20 Zigaretten pro Tag. Natürlich ist die Versuchung groß, bei Sauwetter doch wieder in den vier Wänden zu paffen (und damit die Tapeten und Gardinen zu vergilben). Um dem vorzubeugen und Rauchausstiegskandidaten zu disziplinieren, hat es sich bewährt, in der ganzen Wohnung hochempfindliche Rauchmelder anzubringen, die schon bei minimaler Rauchentwicklung

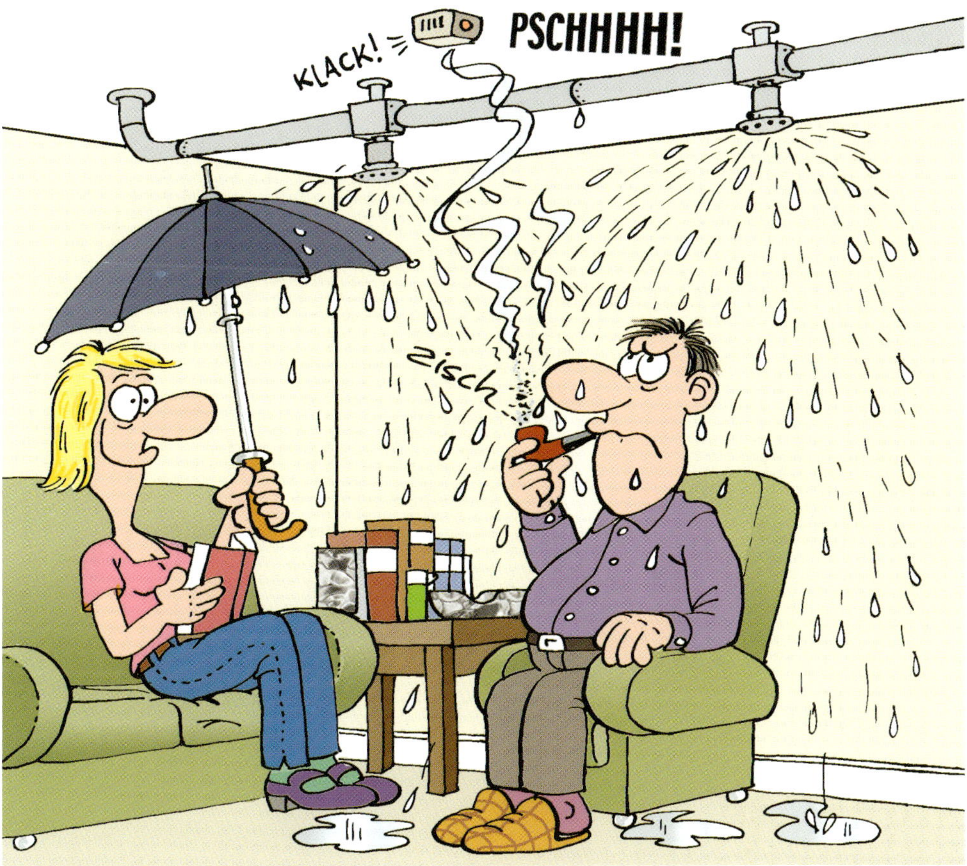

reagieren und automatisch mit einer wirksamen Sprinkleranlage verbunden sind. Da vergeht einem das Rauchen ebenso automatisch ...

2. Tipp: Wer selber dreht, raucht seltener

Meine Empfehlung: Wer nach und nach immer weniger Zigaretten ver(b)rauchen will, sollte sie sich selber drehen. Ellen machte das mit einer verblüffenden Fingerfertigkeit wie Lucky Luke in seinen besten Tagen – aus Kostengründen, denn sie war Studentin. Ich tat es anfangs, weil mir die Selbstgemachten besser schmeckten als die fertigen. Außerdem bastele ich gerne. Ich entschied mich fürs maschinelle Drehen, da man damit nahezu industriemäßig perfekte Zigaretten hinkriegt. Und da

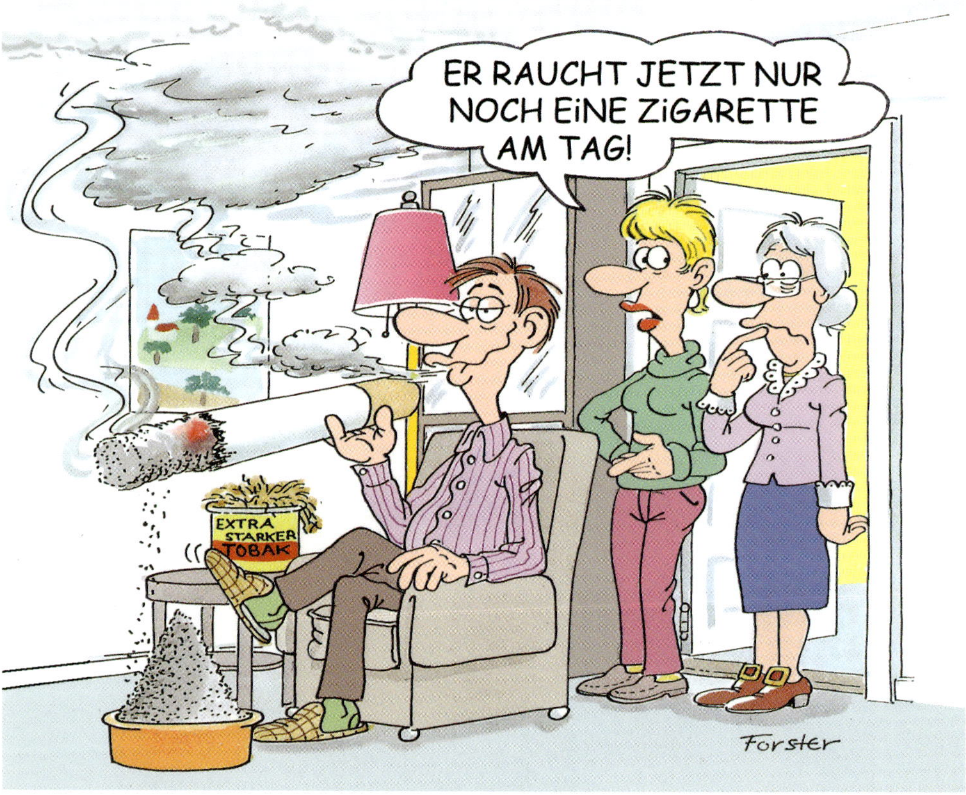
ER RAUCHT JETZT NUR NOCH EINE ZIGARETTE AM TAG!
EXTRA STARKER TOBAK
Forster

die Dreherei noch mehr Zeit kostet als das Abbrennen von Fertigzigaretten*, raucht man entsprechend seltener. Zumal man sich beim Auto fahren, im Gehen, auf dem Fahrrad keine Zigaretten drehen kann.

Bald rauchte ich nur noch 12 bis 15 Zigaretten. Ab da kam mir der sportliche Schritt-für-Schritt-Ehrgeiz zu Hilfe: Als nächstes Ziel steuerte ich den Tagesbedarf von 10 Zigaretten an. Da kriegt man als Gewohnheitsraucher schon mal Suchtgefühle zwischendurch. Dauert ungefähr zwei Wochen, in denen man mal 14, mal 12 raucht, auch schon mal acht oder neun, und dann pendelt man sich allmählich auf 10 ein.

*) *„Aktive" im Raucherjargon, obwohl doch das Zigarettendrehen Aktivität erfordert – man sieht, dass das Rauchen auch den Verstand beeinträchtigt.*

Im Test: Das absolut schadstoffgereinigte Rauchen

Die Firma NIKOKLIN hat einen Rauchfilter entwickelt, der nahezu alle schädlichen Inhaltsstoffe des Tabakrauches absorbiert. Technisch orientiert sich das Gerät an dem Dieselrußfilter für Autos. Nachteile: Es ist nicht billig und auch nicht gerade handlich. Wir haben es getestet. Das Ergebnis: Die Wirkung beträgt 99,98 Prozent – beim Raucher kommt nur reine, lauwarme Luft an! Da aber leider das Nikotin und auch die Geschmacksstoffe des Tabaks an die Rauchpartikel gebunden sind, schmeckt die gefilterte Luft nach gar nichts und enthält auch keinerlei Nikotin mehr. Unser Urteil: Die Anschaffung des Gerätes (789,- Euro im Versandhandel + Versandkosten) können Sie sich sparen und stattdessen einmal tief durchatmen!

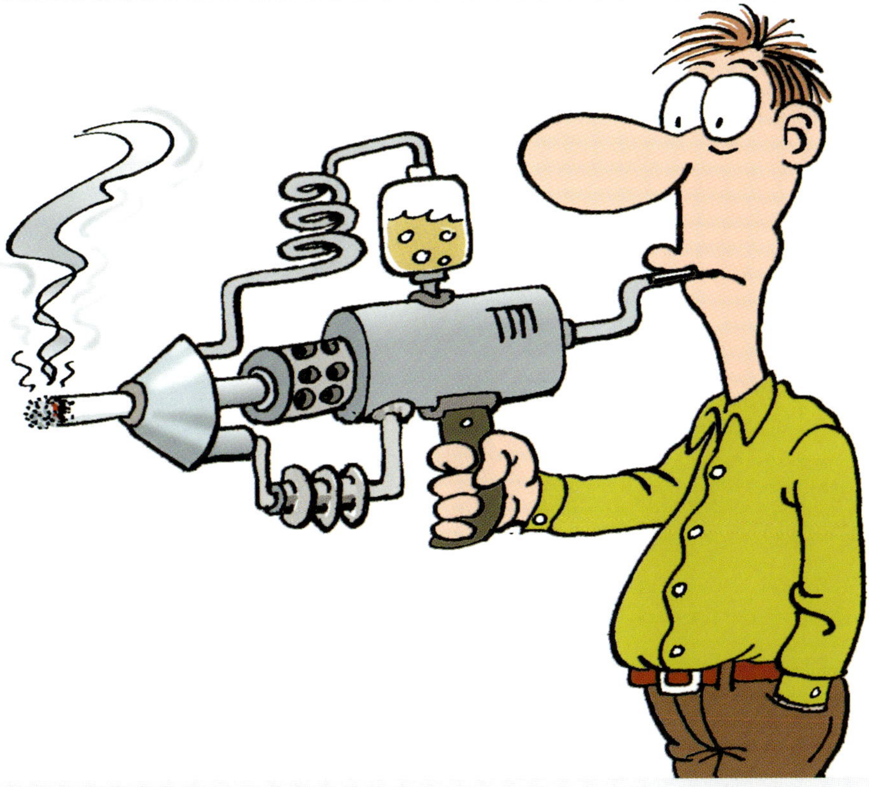

Das kann man durchaus mit dosiertem Nikotinkaugummikonsum unterstützen – wird die Gier zu groß, kaut man halt mal einen. Das ist zwar kein Genuss, aber es hilft doch über Situationen hinweg, in denen stundenlang nicht geraucht werden kann.

3. Tipp: Rauchen mit doppelter Filterwirkung

Wer auch Filterzigaretten in einer Zigarettenspitze mit Filtereinsatz raucht, beschleunigt den Entwöhnungsprozess. Mit Spitze rauchen, das hat Stil und macht was her! Außerdem stinken dann die Finger nicht mehr so, und zweitens hat man wegen des Extra-Filters vorerst noch das beinahe volle Rauchvergnügen bei reduzierter Teer-Zufuhr. Und wenn man sich anschaut, wie bräunlich die Filter nach einmaligem Gebrauch schon geworden sind, bestärkt das den Vorsatz des baldigen Rauchverzichts. Sie werden merken: Der Rauch ist weniger kratzig, aber kaum weniger geschmackvoll, und die Nikotinaufnahme pro Zigarette wird deutlich reduziert. Sehr hilfreich bei der allmählichen Entwöhnung!

In Apotheken gibt es übrigens Zigarettenspitzen mit ähnlichem Effekt zu kaufen: Die haben ein kleines Loch vor dem Mundstück, durch das zusätzlich Luft angesaugt wird, was den Nikotingehalt des Rauches natürlich reduziert. Der gleiche Trick wird bei den so genannten „Light-Zigaretten" angewendet, die sogar stärkeren Tobak enthalten als normale, aber dank eines gelöcherten Filters weniger Rauch hergeben. Allerdings ist in beiden Fällen die Versuchung groß, die Löcher beim Rauchen einfach mit den Fingerspitzen zuzuhalten.

An die Dosis von 10 Zigaretten, mit Extrafilter geraucht, gewöhnen sich selbst starke und trainierte Raucher relativ schnell. Nach einiger Zeit ist einem das dann schon zu viel; und wieder beginnt das Spiel: 7 heißt das nächste Ziel, dann 5, dann 3 ... Ich sage Ihnen: Das macht das Rauchen spannend, und jeder Erfolg erfüllt einen mit Stolz. Die für einen notorischen Raucher überraschende Erfahrung: Wenn man sich Zeit zum Abgewöhnen nimmt, ist es durchaus möglich, ohne große Entbehrungen vom Nikotin loszukommen. Ein, zwei, maximal drei Monate – und man ist beinahe clean. Damit ist man aber immer noch rauchsüchtig. Wochenlang kam ich mit drei Zigaretten täglich aus; hatte ich zwei geraucht, freute ich mich den halben Tag darauf, irgendwann die dritte rauchen zu dürfen. Die wollte ich mir nicht nehmen lassen.

Der Experten-Tipp:

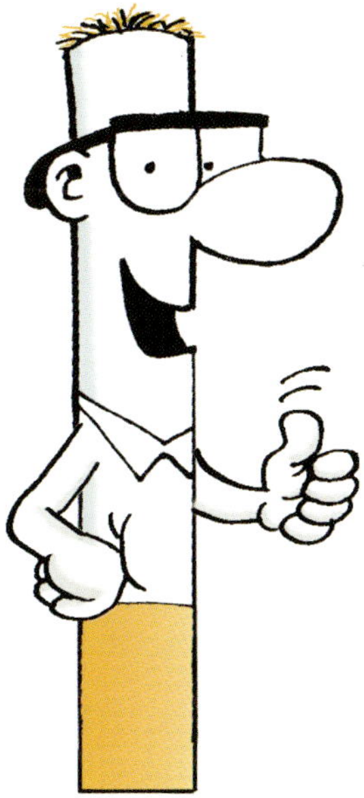

Die Filter für die Zigarettenspitzen – das sind Plastikröhrchen mit Mineralbröckchen gefüllt, die das Rauchkondensat aufsaugen – sind relativ teuer. Und schon nach wenigen Zigaretten sind die Filtermineralien tiefbraun bis schwarz. Den ekligen Teergeschmack der vorigen Zigaretten zieht man sich nun bei jedem Zug mit rein. Mein Tipp: Werfen Sie den Mineralfilter weg, sobald die Filterbröckchen braun sind, und kaufen Sie sich Drehfilter – wie sie Zigarettendreher benutzen. Die passen genau in die Zigarettenspitze, man muss nur etwas mit einem Kuli oder Ähnlichem nachstopfen. Sie kosten pro Stück fast nichts, nach jeder Zigarette stößt oder pustet man den Filter wieder aus der Spitze, nimmt einen neuen und hat so immer einen sauberen Teerfänger zwischen sich und dem Tabak.

Denn da ist der Haken: Je weniger man raucht, desto besser schmecken die einzelnen Zigaretten. Einfach köstlich! Eine Genussoffenbarung! Das können Dauerraucher, die sich mit Tabakqualm übersättigen, nicht mehr nachempfinden. Es ist wie mit dem Essen: Überfrisst man sich, schmeckt es nicht mehr so gut und kommt einem bald zu den Ohren raus.

10-stündige Flüge oder Bahnfahrten im Nichtraucherwagen konnten mich nicht mehr schrecken. Ich hatte alles, was ich wollte: Rauchgenuss und Freiheit. Und eine zumindest sehr minimierte Gesundheitsgefahr, da gewisse Mediziner meinen, dass die Lunge mit ihren Selbstreinigungskräften den Dreck von bis zu fünf Zigaretten täglich durchaus verarbeiten kann. Also könnte man eigentlich dabei bleiben – es spricht ja auch gesundheitlich nichts dagegen, ab und zu einen Whisky oder Cognac zu süffeln. Damit ist man ja noch kein Alkoholiker.

Da machte ich mir einen Spaß daraus, den Nichtraucher zu spielen. Da meine nicht rauchende Gefährtin tagsüber an der Universität war, ließ sich das machen. Ich achtete darauf, vor ihrer Rückkehr noch Zeit genug zu haben, um einige Pfefferminzdrops zu lutschen, die Zähne gründlich zu putzen, zu duschen oder wenigstens die Hände zu waschen, reichlich Eau de Toilette aufzutragen (aber nicht die Marke „tabac"!) und frische Wäsche anzuziehen, um jeden Tabakmief zu vertreiben. Denn beim Austausch von Zärtlichkeiten lassen sich Rauchsünden nur schwer verheimlichen. Ich hatte es wochenlang geschafft.

Man sah mir den Raucher auch nicht mehr an: Als ich meiner Hausärztin, die von meinen Ausstiegsbemühungen wusste, eines Tages auf der Straße begegnete, rief sie mir schon von Weitem zu: „Bravo, Sie haben aufgehört! Sie haben schon eine viel jüngere Haut!" Da rauchte ich noch fünf am Tag. Eine sehr motivierende Begegnung – wenn ich erst ganz aufgehört habe, werde ich bald 10 Jahre jünger aussehen, sagte ich mir. Ich wartete auf den Tag, an dem ich überhaupt nicht mehr rauchen wollte. Doch der Tag, der wollte und wollte nicht kommen ...

Motivierende Lebensumstände sind natürlich hilfreich bei der drastischen Rauch-Reduktion: Das Zusammenleben mit einer nicht rauchenden Person halt, eine Schwangerschaft oder ein Top-Job in einer US-amerikanischen Firma, die Rauchverzichtsmittel herstellt. Dumm läuft es, wenn diese Motive plötzlich wegfallen und/oder der nächste Stress sich anbahnt. Dann steigert man sich schnell wieder auf das zuvor gewohnte Quantum. So ist es mir mehrmals ergangen. Es ist wie mit dem Saufen: Trockene Alkoholiker werden nach einem einzigen Schluck rückfällig. Süchtige müssen es ganz lassen, sonst kommen sie nie davon los.

Drei Strategien gegen die Rückfallgefahren

Fazit: Die allmähliche Entwöhnung klappt ganz prima, bis kurz vor dem endgültigen Ausstieg. Wer an ein, zwei, drei Zigaretten täglich oder auch nur pro Woche festhält, ist und bleibt ein süchtiger Raucher. Den Weg der allmählichen Entwöhnung sollte nur beschreiten, wer unwiderruflich entschlossen ist, ganz und gar vom Rauchen auf ewig zu lassen. Und das machen wir jetzt! Allerdings sind wir schwer gefährdet, und wir müssen alles tun, um die Rückfallgefahren zu bannen.

1. Akupunktur gegen restliche Rauchgelüste

Um die letzten Qualmgelüste zu überwinden, sollten wir uns den möglichen Genuss einer ersten Rückfall-Zigarette nachhaltig verleiden. Meine naturheilkundlich versierte Hausärztin hat mich zu diesem Zweck bei einem meiner vielen Ausstiegsversuche mal zu einer Ohrakupunktur überredet. Um meine Geschmacksnerven so zu manipulieren, dass mir das Rauchen partout nicht mehr schmecken würde. Ich ließ mich löchern, denn ich glaubte nicht, dass das wirken würde.

Tat es aber. Ich verließ pikiert die Praxis und hatte den ganzen Tag nicht den geringsten Bedarf zu paffen. Null Nikotinhunger. Natürlich habe ich es irgendwann ausprobiert. Schmeckte nicht, wirkte nicht, war völlig überflüssig. So als würde einem Tauben Musik vorgespielt. Ich musste überrascht feststellen: **Akupunktur wirkt wirklich!** Vielleicht hilft die Stichelei Schwersüchtigen beim Sofort-Ausstieg nicht so gut, aber sie erleichtert bei der allmählichen Nikotinentwöhnung den entscheidenden Schritt vom gelegentlichen Rauchen zum völligen Verzicht, da es die diebische Freude an den letzten heimlichen Genusszigaretten gründlich vermiest.

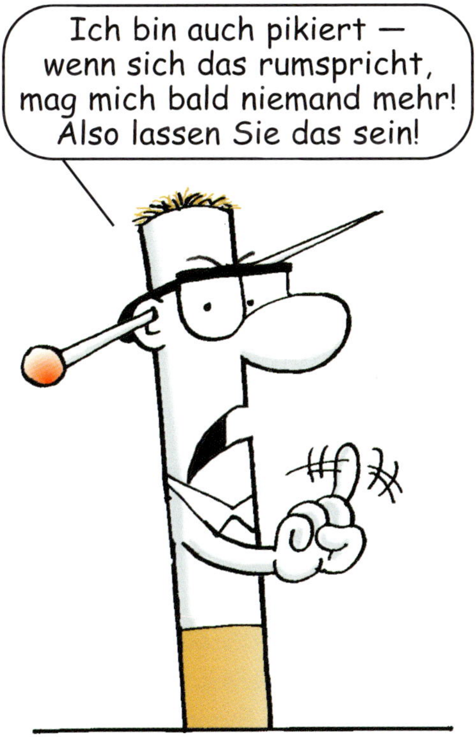
Ich bin auch pikiert — wenn sich das rumspricht, mag mich bald niemand mehr! Also lassen Sie das sein!

Ich hatte es geschafft! Endlich unsüchtig! Ich ging aus dem Haus ohne Zigaretten und Feuer in der Tasche, frei und unabhängig. Und ich kam auch nicht in Versuchung zu rauchen, denn ich wusste: Es bringt mir nichts mehr. Tagelang ging ich wie ein von einem tödlichen Leiden Geheilter durchs Leben. Als sei es mir neu geschenkt worden.

Und: Ich war todunglücklich!

Bin wahrscheinlich ein hoffnungsloser Fall, dachte ich. Allerdings: Die Hoffnung stirbt zuletzt, sagen die Italiener („l'esperanza è l'ultima a morire"). Das tröstete mich: Solange ich Hoffnung habe, kann ich demnach nicht vor ihr an einem Raucherleiden sterben. Also gab ich die Hoffnung aus reinem Selbsterhaltungstrieb nicht auf. Und suchte nach den Gründen für mein Unglücklichsein.

Da Sie auch noch dabei sind, gehört unsere Form der Abhängigkeit offenbar in eine besondere Kategorie der Sucht-Varianten. Um herauszufinden, welche das sein könnte, steigen wir in die Abgründe der menschlichen Seele hinab, in die dunklen Verliese unseres inneren Trieb-Werkes. Es muss sich mehr, als wir wahrhaben wollen, um eine psychische Abhängigkeit handeln – eine seelische Sehnsucht, kurz: Seel-Sucht, aber wonach? Was gibt uns das Rauchen sonst noch?

2. Stillen der oralen Lutschlust

Wenn man der Psychologie trauen darf (was man nicht vorbehaltlos tun sollte), dann haben alle Menschen einmal die orale Phase durchlaufen, in der sie ihre Sexualität fast ausschließlich über den Mund durch saugen an der mütterlichen Zitze befriedigt haben.

Und da haben wir es schon: Ab dem Zeitpunkt des Abstillens suchen wir nach Ersatz für die entgangenen oralen Freuden. Der erste Behelf ist das nahe liegende Daumenlutschen. Danach saugen wir am Schnuller und an der Flasche, und Letzteres machen viele ein Leben lang, nur dass der Inhalt der Flaschen, an denen sie hängen, sich ändert. Ansonsten lutschen wir Lollys/Lutscher, Eis und schließlich saugen wir an Zigaretten, Zigarren oder Pfeifen. Und alles erinnert uns an die selige Zeit, als wir in Mutterns Armen lagen, an ihrem Busen kuscheln und Muttermilch saugen durften. Welch eine glückliche Lage! Sobald wir lernen müssen, auf eigenen Beinen zu stehen und zu gehen und feste Nahrung zu uns zu nehmen, kommt dieser paradiesische Zustand nie wieder.

Bei Menschen, die trotz erfolgreicher Nikotinentwöhnung nicht von der Zigarette lassen können, liegt der Verdacht nahe, dass sie auf die Gelüste der oralen Befriedigung durch das Saugen an einem zitzenartigen Etwas (Mundstück, Filter) nicht verzichten können, wenn sie Wohlbefinden verspüren möchten. Natürlich ist auch die

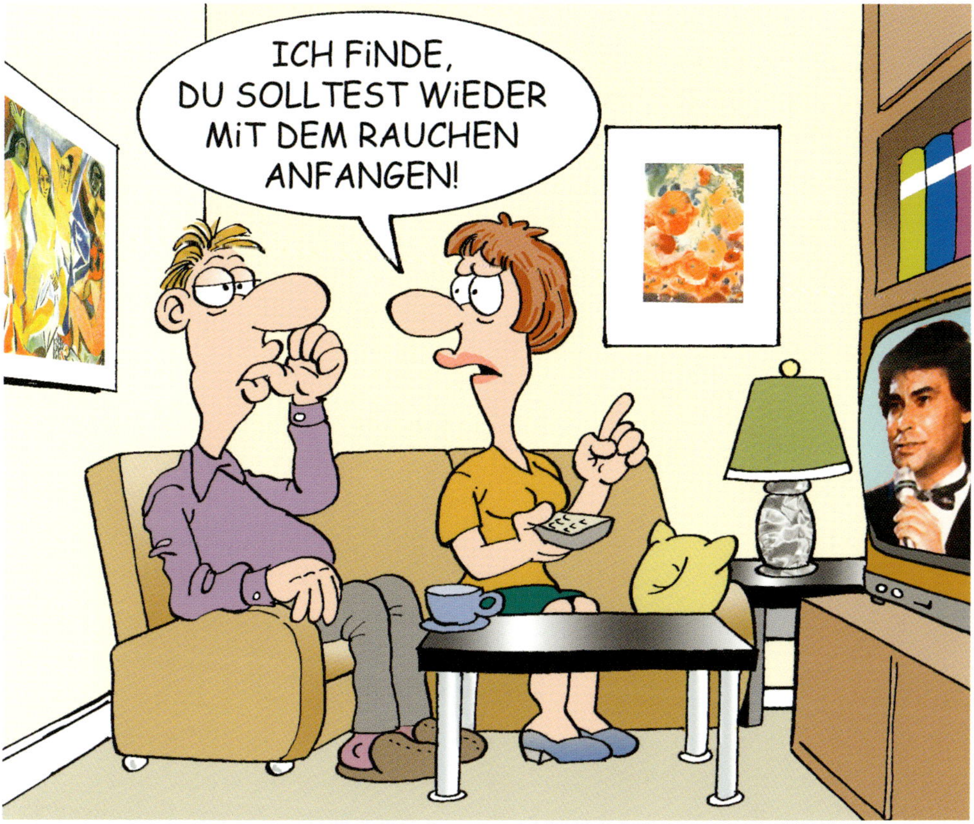

damit verbundene Befriedigung eines starken Bedürfnisses, die Stillung eines Begehrens, ein entscheidender Faktor. Das bloße Nuckeln an einem Bleistift, Kugelschreiber oder Grashalm bringt nicht viel, weil da nichts herauskommt. Erst das mit dem Saugen verbundene Durchströmtwerden mit der begehrten warmen, bedürfnisstillenden Substanz verschafft die Erleichterung und bewirkt das buddhahafte Lächeln, das nur satte Säuglinge aufsetzen können. Und genau das gibt uns das Rauchen.

Nicht zufällig fangen entwöhnte Raucher an, an anderen Dingen zu lutschen, wie Lutschern eben (berühmtes Beispiel: Detective Kojak aus der amerikanischen TV-Serie der 80er-Jahre, gespielt von Telly Savalas). Oder sie schlecken Drops, Pralinen, kauen Chips, Würste, Kekse. Und werden in Kürze unmäßig dick dabei.

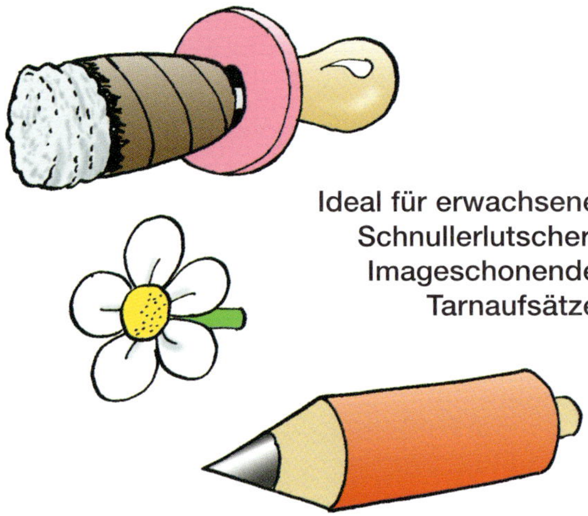

Ideal für erwachsene Schnullerlutscher: Imageschonende Tarnaufsätze

Das Rauchen ist leider eine optimale Befriedigung für orale Bedürfnisse: Ständig verfügbar, quasi unbegrenzt konsumierbar, macht nicht satt und nicht dick (im Gegenteil). 20 bis 30 Zigaretten am Tag sind kein Problem, aber wer kann schon täglich 20 bis 30 Biere trinken oder ebenso oft etwas essen? Auch die genitale Befriedigung, die bei einer normalen Entwicklung irgendwann die orale Orientierung ersetzen sollte, verschafft niemals so viele Höhepunkte am Tag: Niemand hat genug sexuelle Energie oder Zeit und Gelegenheit, 25-mal täglich Sex zu haben. Nur das Rauchen kann uns derart viele Lusterlebnisse Tag für Tag verschaffen.

Wir wissen seit Freud, dass die Vorlieben für Triebbefriedigungen im Unbewussten verankert und rational gar nicht zu steuern sind. „Wir sind nicht Herr im eigenen Haus", befand er. Nur wenn wir unsere Triebe ausleben (möglichst ohne anderen damit zu schaden), geben sie irgendwann Ruhe. Also müssen wir, wenn wir aufs Rauchen verzichten, unsere oralen Lutschgelüste irgendwie anders stillen, und zwar so, dass wir damit weder fett werden noch unsere Zähne ruinieren. Und schmecken soll es auch noch.

Essen und Trinken kommen also als Rauchersatz nicht infrage. Naheliegenderweise bietet sich da wieder das Daumenlutschen an. Die Daumen hat man immer dabei, sie haben keine Kalorien, und wir haben damit ja schon als Kleinkinder beste Erfahrungen als Ersatzbefriedigung gemacht.

Nachteile: Daumen schmecken nicht besonders, und es macht keinen besonders guten Eindruck am Arbeitsplatz, während Besprechungen, in öffentlichen Lokalen, nicht einmal zu Hause. Natürlich kann man versuchen, sich die Sache schmackhaft zu machen, indem man den Daumen vorher etwas mariniert, mit Likör, Nutella, Knoblauchpaste, Krabbencreme, wie es beliebt. Aber es bleibt ein unseriöser Anblick.

An einem Schnuller als Zigarettenersatz lässt sich unauffälliger als am Daumen nuckeln, besonders, wenn man ihn tarnt. Am Griff ist leicht eine Zigarrenstummel- oder Bleistiftimitation zu befestigen oder wahlweise eine Plastikblüte, sodass man immerhin noch als Blumenliebhaber durchgehen kann. Außerdem können wir unseren Schnuller zum Beispiel mit einem extrem starken und gesüßten Espresso füllen, um ein aufputschendes Geschmackserlebnis zu haben. Oder mit Honig – wer hätte noch nicht davon geträumt, einmal Honig saugen zu dürfen?

Die in der Entwicklung etwas zurückgebliebenen oralen Lüstlinge unter uns sind mit dieser Lösung vielleicht zufrieden und können auf diese Weise schnullernd von der Zigarette lassen. Mir hat es nicht genügt.

3. Beschäftigungstherapien gegen die Fummelsucht

Ich fand einfach keine Ruhe. Mir fehlte etwas, und wusste nicht, was. Schließlich kam ich drauf: Es war nicht die Nikotinsucht, nicht die Lutschlust – die Fummelsucht machte mir zu schaffen. Das Schlimmste: die unendliche Langeweile. Bekehrte Exraucher schwärmen, man hätte viel mehr Zeit. Das stimmt. Ich hatte plötzlich zu viel davon. Ich stellte fest: Das Nichtraucherleben ist öde, leer und langweilig. Es ist nicht allein das Nikotin, das uns nicht loslässt.

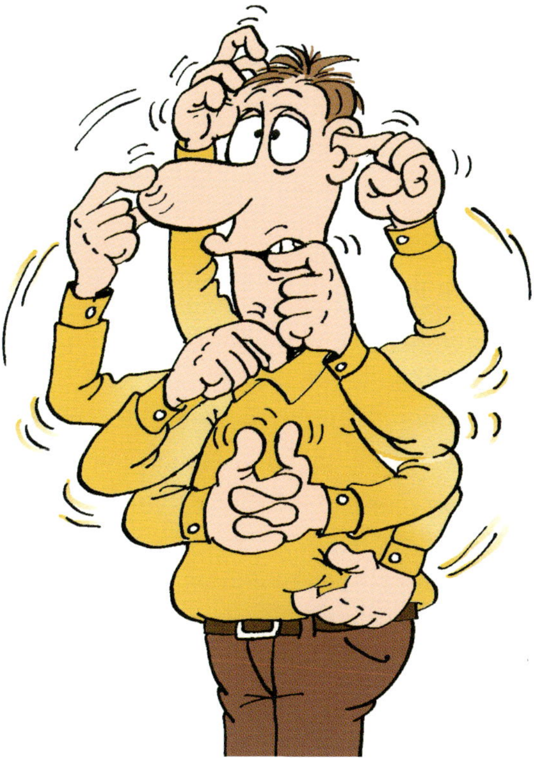

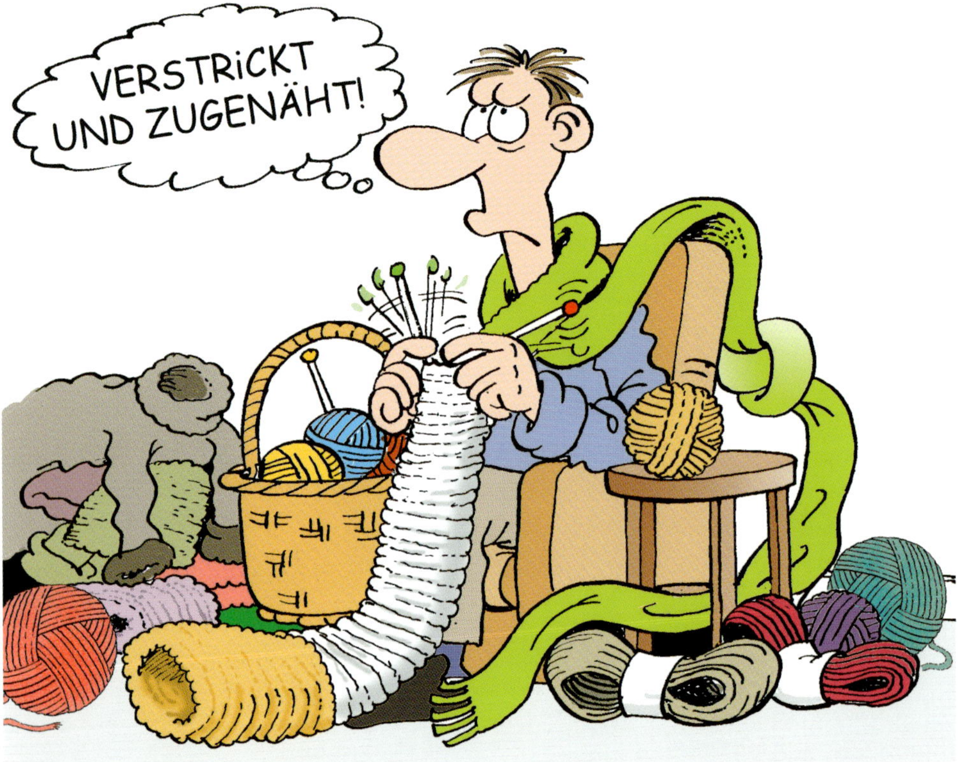

Entwöhnte Raucher vermissen das gewohnte Fingerspitzengefühl, irgend was zum Halten, Fummeln, Zündeln, Nuckeln, An- und Wegstecken, Ausdrücken, kurz: zum Hantieren zu haben. Ich wusste nicht, was anfangen mit meinen Händen. Am liebsten wär ich die Bäume raufgeklettert. Also suchte ich mir alternative Beschäftigungstherapien gegen die Fummel-Sucht. Ich kramte den Komoloi heraus, den ich von einem Griechenlandurlaub mitgebracht hatte – so eine Art Rosenkranz, aber ohne religiöse Bedeutung. Einfach eine Kette aus schwarzen Holzperlen, die die alten griechischen Männer pausenlos zwischen ihren Fingern hin- und herbewegen. Wahrscheinlich, weil ihre Frauen ihnen das Rauchen verboten haben.

Das füllte mich nicht aus. Erstens bin ich noch nicht alt genug für so etwas, und zweitens ist es vollkommen unproduktiv. Daher verlegte ich mich aufs Stricken. Schon in der Schule war ich in Handarbeit sehr gut gewesen, und die magische Kunst, aus einem linearen Faden ein dreidimensionales Gebilde zu schaffen, in das man hineinschlüpfen kann, hat mich schon immer fasziniert.

Also strickte ich, was das Strickzeug hielt. Ich strickte und strickte, verstrickte mich, zeigte mich auch öffentlich zur Freude der Weiblichkeit als bestrickende Persönlichkeit. Gut bin ich im Stricken nicht, also anziehen konnte ich die Sachen nicht, aber darauf kam es ja auch nicht an. Meine Hände wollten beschäftigt sein. Irgendwann waren alle Schränke voll mit mehr oder weniger, meistens weniger gelungenen Stricksachen. Ich hatte keinen Platz mehr. Jetzt hätte ich alles aufribbeln und von vorne anfangen können. Das war mir aber zu blöd.

Ich vermisste nicht den Rauch, nicht das Nikotin – ich vermisste die Umstände des Rauchens. Da kam mir die zündende Idee: Was hindert mich, Zigaretten zu drehen? Muss sie ja nicht rauchen. Ich könnte sozusagen das Rauch-Vorspiel genießen, einige Zigaretten drehen, die Bastelfreuden genießen, den Virginia- und Burley-Duft schnuppern – und die Zigaretten wieder auftrennen, den Tabak recyceln. Also kaufte ich mir wieder Rauchzeug: Tabak, Filter, Blättchen. Und drehte mir eine. Und noch eine. Und dann konnte ich nicht anders – nur so aus Neugier musste ich feststellen, ob die Akupunktur noch wirkt. Ich rauchte also eine Selbstgedrehte ausschließlich zu Forschungszwecken. Ein Opfer für die Wissenschaft. Nötig hatte ich sie nicht. Interessant: Die Akupunktur wirkte noch, aber nicht mehr so stark. Ein leichtes Genusserlebnis war bei genauem Hinschmekken zu verzeichnen. Ein überraschendes Versuchsergebnis, das im Interesse wissenschaftlicher Sorgfalt dringend durch Wiederholung des Experiments bestätigt werden musste ...

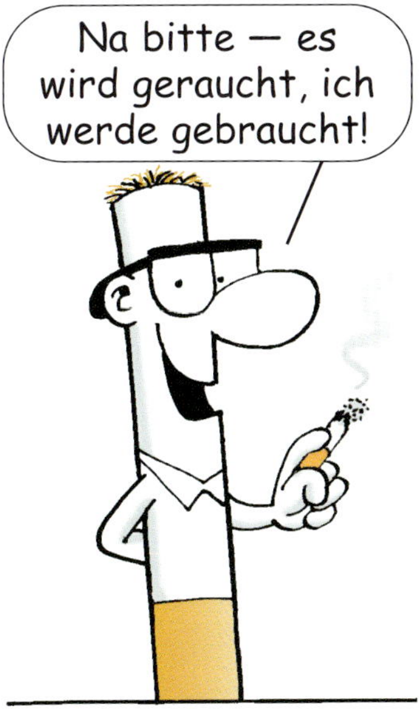

Ich probierte es daher immer mal wieder, bis die Geschmacksnerven wieder merklich anzusprechen begannen. Und ich endlich wieder ein bisschen süchtig war. Ich atmete auf! Das Leben bekam wieder einen Sinn – den Tabakgeschmackssinn ...
Ich rauchte wieder. Selten, aber doch.
Ich brauchte es nicht, ich wollte es.

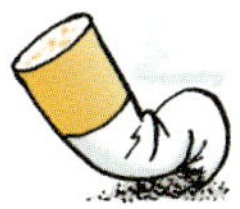

7 Der Ausstieg aus dem Ausstieg

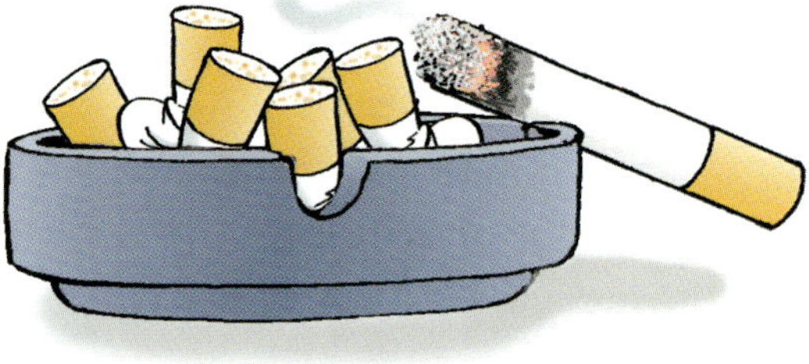

Leute, so kommen wir nicht weiter. Obwohl wir Rauch nicht brauchen und aufs Nikotin mit einiger Abgewöhnung pfeifen können, vermissen wir die Pafferei dann doch, weil uns die vielen täglichen Lust- und Antifrusterlebnisse fehlen.

Wisst ihr was? Wir rauchen einfach weiter. Dieses ewige Hin und Her nervt. Ich würde sagen: Die es bisher schon geschafft und uns kuriert verlassen haben, die begleiten unsere besten Wünsche für ein neues Leben. Wer es bis hierher noch nicht geschafft hat und immer noch am Paffen ist, soll einfach dabei bleiben. Wir sind süchtige Raucher und werden es bis an unser vermutlich klägliches Ende bleiben, basta! Selbst schuld. Wirklich schlimm dran sind doch gesundheitsbewusste Bioköstler, die nie im Leben geraucht haben und dann Lungenkrebs kriegen. Das ist wirklich ungerecht. Kann uns nicht passieren.

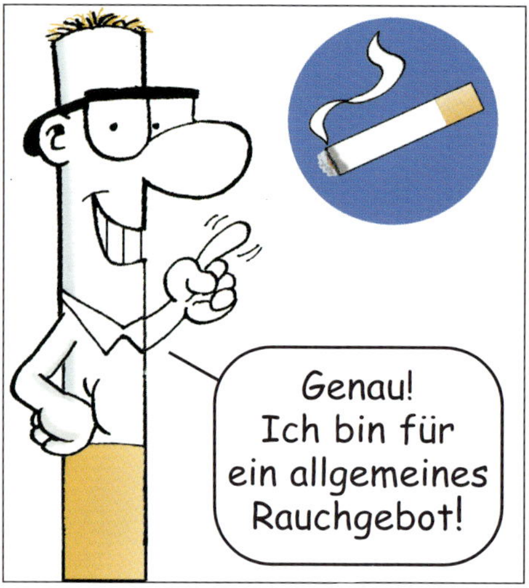

Schauen wir uns die Argumente für und gegen das Rauchen einmal genauer an:

Was gegen das Rauchen spricht	Und was daran nicht stimmt
Die Bundesregierung, speziell das Gesundheitsministerium	Ha! Deren Etat und die Bezüge der dort Beschäftigten werden zum großen Teil aus der Tabaksteuer bezahlt! Die leben nicht schlecht durch das Rauchen! Wenn es denen Ernst wäre, könnten sie ja ein allgemeines Rauchverbot verhängen. Sie werden sich hüten.
Ärzte warnen vor den erheblichen gesundheitlichen Folgen des Rauchens.	Das tun nur die wenigen, die nicht selber rauchen oder die an Entwöhnungstherapien verdienen.
Die Statistik – Raucher sterben nachweislich früher. Und zwar bevorzugt an Zungen-Lungen-Kehlkopf-Magen-Darmkrebs, an Schlaganfällen oder Herzinfarkten.	Fragt sich nur, ob es angesichts der Rentenmisere überhaupt angesagt ist, das Ableben so weit wie möglich hinauszuzögern. Lange zu leben, kann sich doch demnächst kaum noch jemand leisten.
Rauchen schwächt das Immunsystem, senkt die körperliche Leistungsfähigkeit, schadet der Manneskraft (über die Auswirkungen auf die Frauenskraft gibt es noch keine stichhaltigen Untersuchungen), fördert die Arterienverkalkung und den körperlichen und geistigen Verfall.	Andererseits verursacht das Rauchen Glück, Zufriedenheit, Entspanntheit, unablässigen Genuss, fördert die Verdauung, hilft gegen Stress und steigert die Kreativität und Konzentrations- und Leistungsfähigkeit und ist damit eine bedeutende Produktivkraft.

Außerdem sterben nicht alle Raucher an ihrer Sucht, nicht mal die meisten – sie werden überfahren, von herabfallenden Dachziegeln erschlagen, aus Eifersucht erstochen, kriegen eine Blutvergiftung oder schlafen ganz normal mit 96 Jahren wegen Lebensmüdigkeit ein. Stellen Sie sich dieses Szenario mal vor: Ihnen ist an einem eingleisigen Bahnübergang mitten auf den Schienen der Motor verreckt, die Schranken gehen vor und hinter Ihnen runter, der Verschluss des Sicherheitsgurtes klemmt, und der Regionalexpress rast heulend um eine die Sicht nehmende Kurve herum auf Sie zu, nur noch 100 Meter entfernt. Sie wissen, Sie werden auf der Strecke bleiben. Welcher bekehrte Ex-Raucher sagt sich in diesem Augenblick nicht:

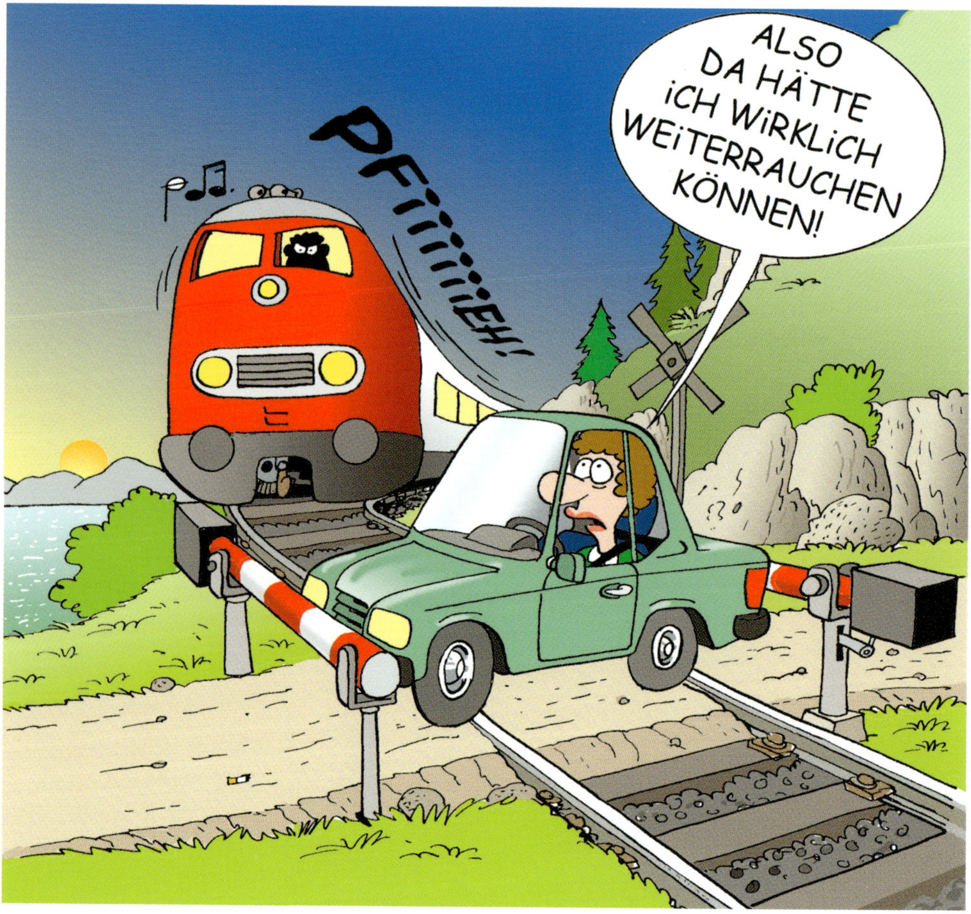

Aber bevor wir voreilige Entscheidungen treffen und reumütig in die Raucherecke zurückkehren, machen wir uns noch einmal alle Fürs & Widers klipp und klar:

Ökonomische Argumente für & wider das Rauchen:

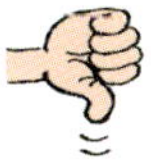

Rauchen ist teuer. Starken Rauchern wird oft vorgerechnet, dass sie im Laufe ihres Raucherlebens (wenn es denn lange genug dauert) den Gegenwert eines Eigenheims in Rauch aufgehen lassen. Die Rechnung: 2 Schachteln à vier Euro pro Tag = acht Euro/Tag x 365 = ca. 3.000 Euro/Jahr, x 40 = 120.000 Euro bis zum Rentenalter. Dafür kriegt man keinen Palast, aber doch immerhin eine stattliche Doppelhaushälfte in nicht allzu schlechter Lage. Das Geld dafür zu verrauchen, ist also ungefähr so schlau, wie sich ein Haus zu bauen und es gleich nach dem Richtfest anzuzünden.

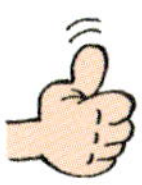

Nur: Das geht auch anders. Wenn man sich die Zigaretten dreht, kosten sie pro Stück weniger als die Hälfte, und man raucht auch nur noch halb so viel, weil es ja immer erst Zeit kostet, bevor man eine hat. Also geben Dreher nur ein Viertel dessen aus, was Fertigzigarettenraucher investieren müssen. Das sind dann nur 30.000 Euro in 40 Jahren, macht 750 Euro pro Jahr und circa 2 Euro am Tag. Wer sich mit 10 Zigaretten täglich begnügt, zahlt dafür nur einen Euro. Lächerlich.
Rauchen muss also nicht teuer sein. Wer sich den Luxus industriell gefertigter Zigaretten leisten will und kann, dem sollte keiner reinquatschen. Es rechnet einem ja auch niemand vor, wie viel Euro unnütz in der Toilette gelandet sind, weil wir im Leben zu viel Edelpralinen oder kaspischen Kaviar gefuttert haben.

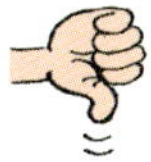

Es wird oft gesagt, Rauchen sei gesellschaftlich unverantwortlich, weil es aufgrund der zahlreichen rauchbedingten Krankheiten großen volkswirtschaftlichen Schaden verursache und die Krankenkassen über Gebühr belaste. Es wird sogar erwogen, die Krankenkassenbeiträge für Raucher deutlich höher anzusetzen als für Nichtraucher.

Das ist natürlich absolut lächerlich. Im Gegenteil ist es sehr egoistisch und gesellschaftlich unverantwortlich, nicht zu rauchen. Würde morgen niemand mehr rauchen, wäre der Staat sofort pleite. Die Tabaksteuer finanziert zum großen Teil die Rentenkassen und Krankenversicherung. Da Raucher zwar häufiger krank werden, aber auch kostensparend früh sterben, ersparen sie dem Staat Milliarden. Er ist daher nicht wirklich interessiert, die Raucherei der Volksgesundheit zuliebe zu erschweren, und fördert entgegen allen Beteuerungen den Konsum nach Kräften (Automaten, Tabakbauernsubventionen, Intervention bei der EU gegen die Tabakwerbebeschränkungen).

Oft wird Rauchern vorgeworfen, sie würden mit ihrer Sucht bezahlte Arbeitszeit vergeuden. Wahr ist: Rauchen kostet Geld und Zeit. Zeit ist Geld, also ist es doppelt teuer: Wer stündlich eine Zigarette braucht und dazu rausgehen muss, benötigt pro Rauchvorgang circa 10 Minuten, wobei allerdings zwei Zigaretten in die Mittagspause fallen (eine davor, eine danach), also arbeitet diese Arbeitskraft 60 Minuten = 1 Stunde weniger als nicht rauchende Kolleginnen und Kollegen. In Zeiten hoher Arbeitslosigkeit steht man da schnell bevorzugt auf der Abschussliste nicht rauchender Chefs. Und bei so viel Stress soll man das Rauchen lassen?

Raucher behaupten dagegen, sie würden konzentrierter und kreativer arbeiten als Tabakabstinenzler. Das ist allerdings nur in Berufen der Fall, in denen man die Hände nicht braucht. Baggerfahrer, Chirurgen, Boxer, Taucher sollten während der Arbeit die Finger von Zigaretten lassen. Förderlich ist das Rauchen während der Arbeit hingegen für Imker.

Fazit: Trotz möglicher Arbeitszeiteinbußen durch Rauchen während der Arbeitszeit ist Tabakkonsum makroökonomisch entgegen allen Behauptungen von Vorteil. Die Masse der Raucher verhält sich wie ein Großunternehmen, das zwar die Umwelt verpestet und im Einzugsbereich der Emissionen befindliche Personen gesundheitlich schädigt – aber volkswirtschaftlich segensreich wirkt, durch Steuereinnahmen, Arbeitsplatz- und Existenzsicherung in der Tabakindustrie und

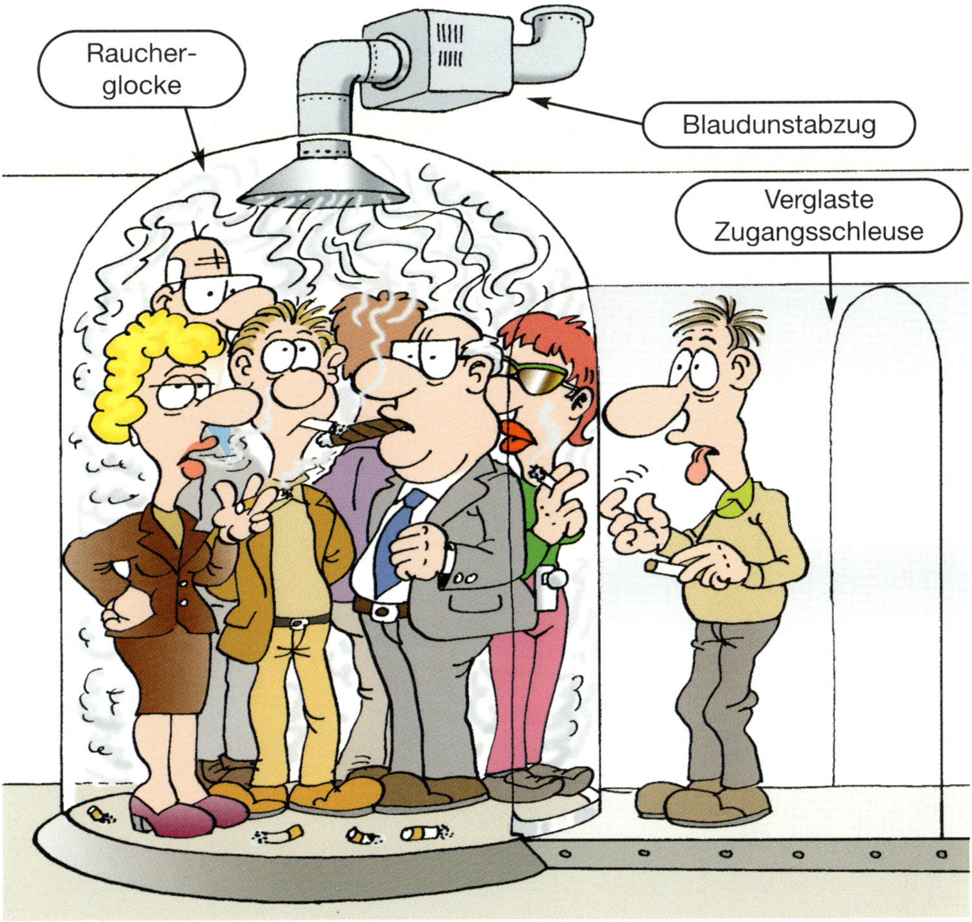

Die hermetische Raucherglocke mit Blauer-Dunst-Abzugshaube ermöglicht auch bei weit greifenden Rauchverboten weiterhin das Rauchen in öffentlichen Räumen und Betrieben und wird bald die Raucherecke ersetzen.

bei Zulieferern wie Aschenbecherherstellern, Feuerzeugbauern, Etuifabrikanten, Verbotsschildermachern. Die Gemeinschaft der Raucher ist ein wirtschaftlicher Gigant, der sich fürs große Ganze aufopfert. Schlechtes Gewissen der Allgemeinheit gegenüber ist also gänzlich unangebracht – sie sollte den Rauchern dankbar sein und sich daher ein wenig toleranter zeigen. Schließlich rauchen sie auch für das Wohl der nicht rauchenden Bevölkerung. Insofern die nicht am Nebentisch sitzt.

Psychologische Argumente für & wider das Rauchen:

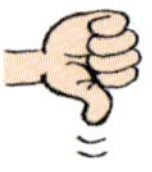

Raucher sind tendenziell in der Entwicklung zurückgebliebene, der oralen Phase verhaftete (im Fachjargon: regressive) Persönlichkeiten, die zur verstärkten Verdrängung neigen: Statt sich Problemen zu stellen und sie zu lösen, rauchen sie halt erst mal eine und flüchten sich in eine durch gehirninterne Glückshormone vorgegaukelte heile Scheinwelt.

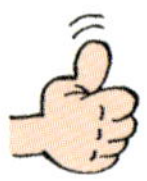

Erwiesen ist hingegen, dass Nikotinkonsum den Aggressionstrieb dämpft. Weswegen Aggressivität und Gereiztheit zu den gefürchtetsten Entzugssymptomen gehören, worunter vor allem nahe stehende Personen und Kollegen zu leiden haben. Offenbar wirkt sich die Raucherei therapeutisch positiv auf das Aggressionsverhalten aus. Allerdings um den Preis der Selbstzerstörung. Irgendwas muss der Mensch wohl kaputt machen.

Immer schon haben Nichtraucher das größte Unheil über die Menschheit gebracht: Vom fanatischen Nichtraucher Hitler, der die halbe Welt in Schutt und Asche legte, wollen wir nicht reden. Aber auch Cäsar, Nero, Attila, Dschingis Khan, die Inquisitoren und Konquistadoren und überhaupt alle Vandalen rauchten nicht. Und pflegten daher das Abfackeln von Städten und Scheiterhaufen.

Wir schließen daraus: Wer täglich mit dem Feuerzeug hantiert, um Rauchwaren zu entzünden, kommt nicht so leicht in Versuchung, verbrannte Erde zu hinterlassen. Der Mensch spielt halt gern mit dem Feuer, doch bei Rauchern scheint der Destruktionstrieb weitgehend befriedigt zu sein. Zu untersuchen wäre, wie hoch der Raucheranteil unter kriminellen Brandstiftern ist.

Rauchen ist also, abgesehen von der Rauchbelästigung, ein äußerst rücksichtsvolles und sozialverträgliches Verhalten, das den Mitmenschen manche Übellaunigkeit und Gewalttätigkeit erspart. Zu erwägen wäre unter dieser Hinsicht, ob nicht um des lieben sozialen und familiären Friedens willen eine allgemeine Rauchpflicht eingeführt werden sollte. Aber wir wollen es nicht übertreiben – Raucher sind schließlich tolerante Wesen, die es gar nicht stört, wenn in ihrer Nähe nicht geraucht wird.

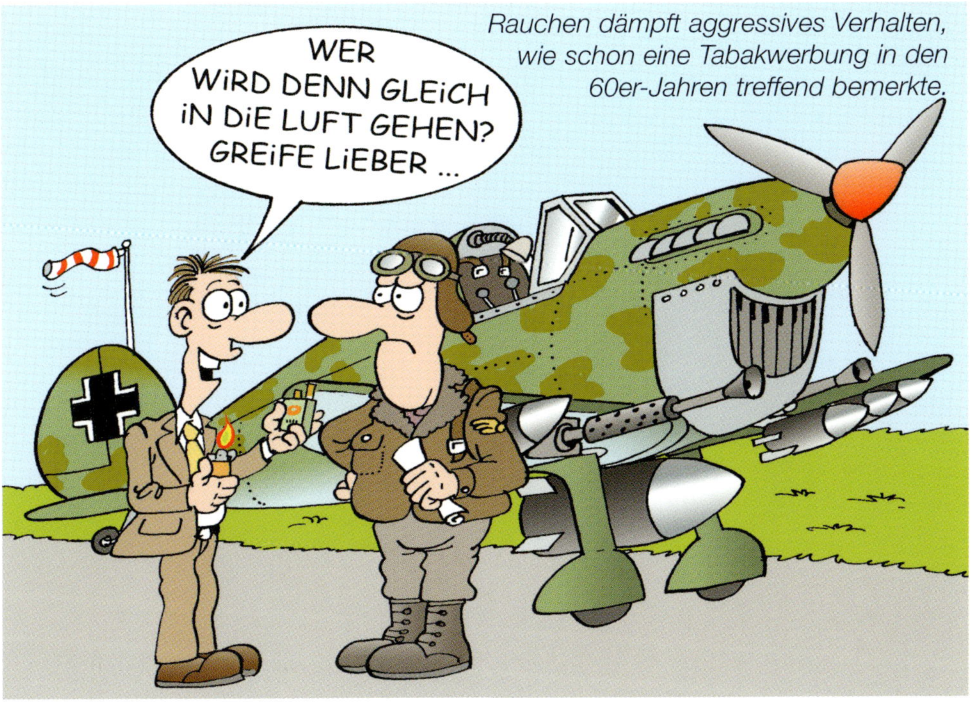
WER WIRD DENN GLEICH IN DIE LUFT GEHEN? GREIFE LIEBER ...

Rauchen dämpft aggressives Verhalten, wie schon eine Tabakwerbung in den 60er-Jahren treffend bemerkte.

Bei der Gelegenheit sollten wir uns fragen, in welche Gesellschaft wir eigentlich geraten, wenn wir zu den Nichtrauchern überlaufen. Um nicht in Versuchung zu kommen, müssen wir Kneipenbesuche, Feten, Partys, Besuche bei rauchenden Freunden konsequent unterlassen, ebenso Betriebsfeiern und kollegiales Thekenhocken nach Feierabend meiden. Wir werden sozial isoliert dastehen oder uns in der Gesellschaft naserümpfender Gesundheitsapostel wiederfinden. Traurige Aussichten.

Also lautet die Entscheidung: Wollen wir ein langes, vereinsamtes, langweiliges Dasein voller Entsagung, ohne die zahlreichen Höhepunkte am Tag, mit einem wahrscheinlich auch nicht besonders lustigen Abgang in greisiger Verbitterung? Oder ein vielleicht kürzeres, aber geselliges Leben voller Lust und Genuss?

JA! Das wollen wir! Liebe Mitlesende, wir brechen die ganze Sache ab, ja? Wir qualmen weiter, hurra! Welche Erleichterung. Ich gehe jetzt beruhigt ins Bett. Vorher ziehe ich aber noch eine durch. Sie können das Buch jetzt zuklappen. Ich mache nicht weiter. Tut mir leid.

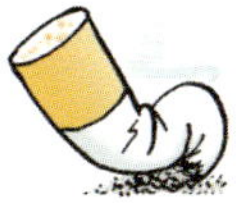

8 Innerer Schweinehund – bei Fuß!

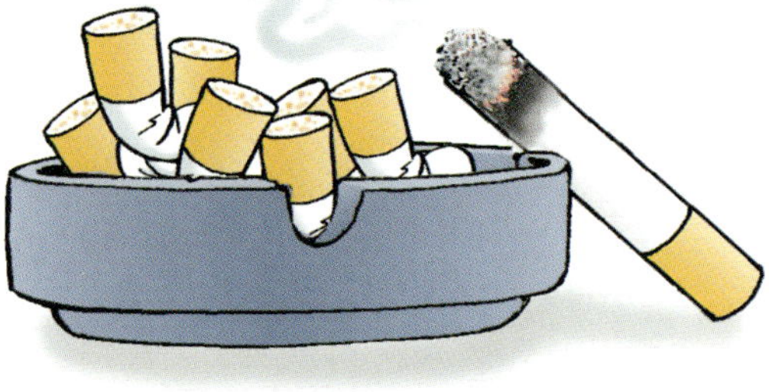

Wie, Sie sind noch da? Sie gucken skeptisch? Irgendwelche Vorbehalte? Dann haben Sie vielleicht auch eben das leise Bellen gehört. Ich hatte selbst schon den Verdacht, dass auf den letzten Seiten mein innerer Schweinehund das Wort ergriffen oder mir zumindest in die Tastatur gegriffen hat. Dieses fabelhafte Wesen, das alle unsere guten Vorsätze sabotiert. Das Biest hatte ich ganz vergessen. Solange dieser Köter in uns lebt, können wir natürlich nicht konsequent sein. Wer sich entschließt, mit dem Rauchen aufzuhören, muss erst einmal dem „gemeinen inneren Schweinehund“ (med.: *canis porci internalis infamus*) Benehmen beibringen. Oder ihn vor die Tür setzen. Damit wir Herrchen/Frauchen im eigenen Haus werden!

Denn die inneren Schweinehunde fühlen sich in uns wie zu Hause und meinen, über unser Leben bestimmen zu können. So, wie es ihnen selber in den Kram passt. Das müssen wir ihnen ein für alle Mal austreiben. Hundehalter sind da im Vorteil, sie kennen sich mit dem Wesen dieser Kreaturen aus. Katzenfreunde kommen mit Schweinehunden, inneren wie äußeren, weniger gut zurecht.

Das Problem: Innere Schweinehunde zeigen sich selten leibhaftig. Es gibt nur Vermutungen, wie sie aussehen könnten. Dabei gehören sie zu den am häufigsten vorkommenden Hundearten: Auch wer selbst kein Schweinehund ist – und das sind viel weniger, als die meisten glauben – , hat doch zumindest einen in sich. Also gibt es mindestens so viele innere Schweinehunde wie Menschen.

Was ist ein Schweinehund? Eher ein schweinischer Hund oder ein hündisches Schwein? Nun, in dem Zwitterbegriff steht der Hund hinten, also ist es ein Hund. Ursprünglich wohl mal eine Rasse, abgerichtet zur Schweinejagd. So eine Art Kampfhund. Damit ist nicht zu spaßen.

Zuerst müssen wir ihn lokalisiercn. Gehen wir also in uns, dahin, wo der Schweinehund sitzt. Wir finden ihn in den Psychostrukturen unseres Gehirnlabyrinths, und zwar im Zwischenhirn gleich neben dem Gewissenszentrum und dem Motivationssystem. Dort lauert er, um gute Vorsätze abzufangen, vernünftige Entscheidungen infrage zu stellen und konsequentes Handeln zu

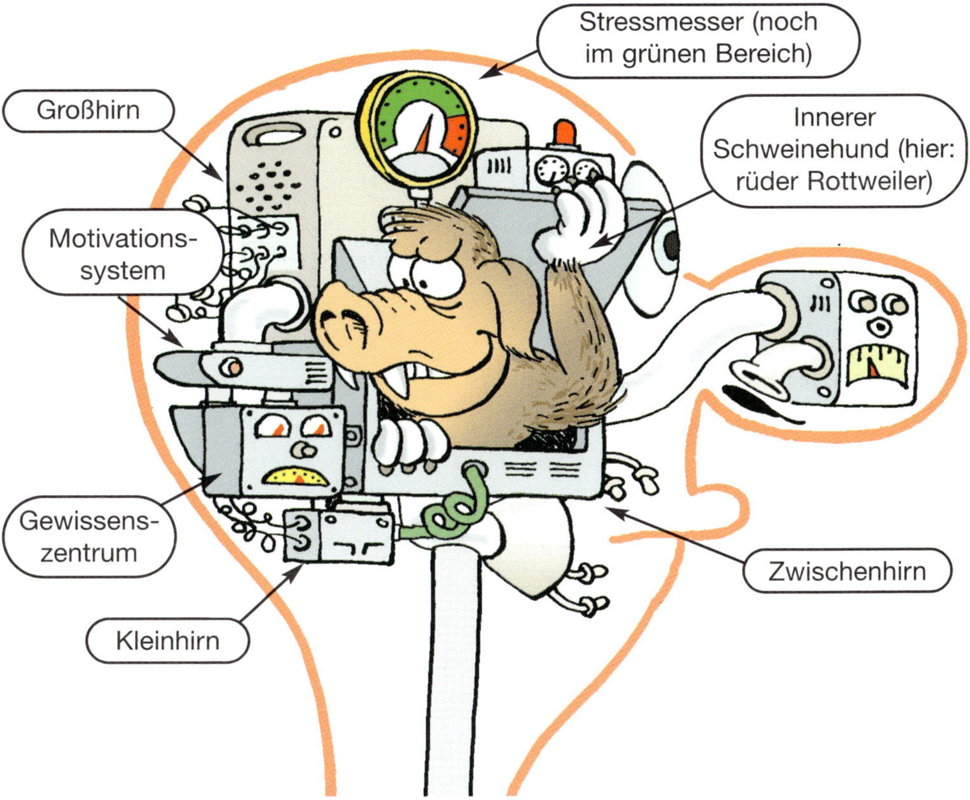

vereiteln. Außerdem wacht er zähnefletschend darüber, dass sich das schlechte Gewissen nicht regt, wenn wir mal wieder fünf gerade sein lassen. Regt es sich doch, wird es durch ein kurzes Knurren wieder in seine Hirn-Zellen gescheucht. Die Ansässigkeit des inneren Schweinehundes mitten in unserem Zentralnervenorgan erklärt, warum uns dieses Mistvieh so enorm auf die Nerven gehen kann – es sitzt mittendrin.

Der Schweinehund ist ein urzeitliches Relikt in uns, er repräsentiert die tierische Herkunft des Menschen, den Hang zur instinktiven, unmittelbaren Bedürfnisbefriedigung. Kein Hund, dem man ein fettes Stück Fleisch hinhält, überlegt, ob er es sich bei seinen Figurproblemen leisten kann, das zu essen, oder wie es mit dem Verfallsdatum steht – er schnappt zu. So auch die inneren Schweinehunde. Alle gesundheitlichen Bedenken oder disziplinbedingten Verzichtsleistungen sind ihnen vollkommen fremd. Sie wollen versorgt sein und sorgen dafür, dass alle Steuerungen im Hirn, die die Befriedigung von Bedürfnissen verzögern oder gar ganz unterbinden könnten, ausgeschaltet werden. Das müssen wir unserem persönlichen inneren Schweinehund abtrainieren.

Aber Hund ist nicht gleich Hund. Bevor Sie sich mit diesem Untier anlegen, müssen Sie erst einmal klären, was für ein Typ er ist. Denn der innere Schweinehund kommt in den verschiedensten Formen, Größen und Rassen vor. Da gibt es die vorsatzzerfetzende Bulldogge, den willenzerfleischenden Rottweiler, den vernunftraubenden Dobermann usw. Um herauszufinden, welchen Charakters der Schweinehund in uns ist, müssen wir ihn einem Wesenstest unterziehen.

Also beobachten wir, wie er auf die Nachricht reagiert, dass ihm bald die Nikotinzufuhr abgestellt wird: Fletscht er knurrend die Zähne und zeigt schon bei der bloßen Andeutung des gemeinsamen Unternehmens Schaumbildung an den Lefzen, verdreht er tollwütig die Augen oder schnappt gleich nach Ihnen – dann ist einiges zu befürchten. Man wird es mit ihm nicht leicht haben. Doch man darf sich nicht entmutigen lassen – ein Schweinehund ist ein Hund wie andere auch, nur eben irgendwie versaut.

Hunde sind aggressiv, wenn sie sich in der stärkeren Position wähnen, also die Rudelführerschaft beanspruchen. Sie sind hündisch-unterwürfig, wenn sie ein

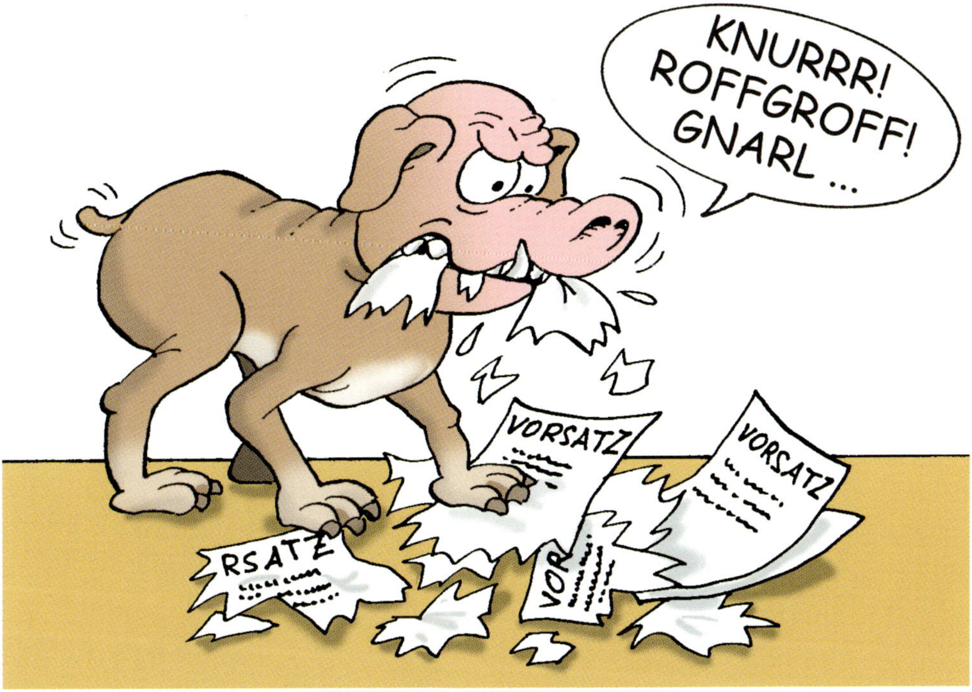

Innerer Schweinehund (vorsatzzerfetzende Bulldogge) bei arttypischem Verhalten.

Alpha-Tier über sich akzeptieren. Sie müssen ihm klarmachen, dass Sie das sind. Auch wenn es Ihnen schwer fällt. Wenn Sie sich nachgiebig zeigen, stehen die Chancen schlecht.

Machen Sie sich klar: Der innere Schweinehund ist ein Parasit, der sich schamlos durchfüttern lässt. Lassen wir ihn zappeln. Sie werden sehen: Wenn der Schweinehund erst merkt, dass Sie nicht auf ihn hören, sondern er auf Sie zu hören hat, wie es sich für einen Hund gehört, dann wird er irgendwann kuschen und sich mit dem begnügen, was er abkriegt. Das wird er nicht ohne Weiteres schlucken, denn die inneren Schweinehunde ernähren sich am liebsten von Schokolade, Pommes, Hamburgern, Würsten, Kartoffelchips, Erdnüssen und Bier/Wein/Spirituosen, und sie lieben Tabakrauch. Werden sie damit nicht ausreichend versorgt, fangen sie an zu knurren (das Phänomen ist uns allen als „Magenknurren" bekannt), und wenn das nicht hilft, bellen sie.

Angst brauchen Sie nicht zu haben. Schweinehunde, die re*bell*ieren, beißen nicht. Früher waren Schweinehunde (auch Sauhunde genannt) saugefährliche Biester, die den armen Schweinen arg zugesetzt haben. Inzwischen jedoch, da Schweine ja längst gezüchtet werden und nicht mehr gejagt werden müssen (nur die Schnitzeljagd hat sich als Tradition erhalten), sind die Schweinehunde, besonders die inneren, längst degeneriert: Sie sind fett und faul geworden, neigen zu Bequemlichkeit und Beharrungsvermögen. Jede Form von Bewegung und Veränderung ist dem inneren Schweinehund zuwider. Vor allem hasst er Erschütterungen. Und da er ja alle unsere Bewegungen mitmachen muss, mag er es gar nicht, wenn man joggt, Garten- oder Hausarbeit verrichtet, Geräte repariert, aufräumt, Wände anstreicht usw. Das versucht er ebenso zu verhindern wie Diätprogramme, Alkoholabstinenz und Rauchentwöhnungspläne.

Innere Schweinehunde machen sich lautstark bemerkbar, wenn sie mit der Versorgung unzufrieden sind.

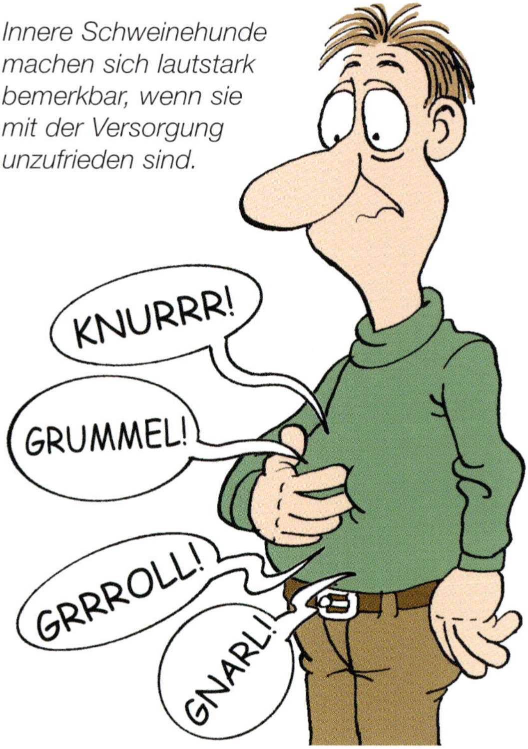

Daher sind Sie ihm gegenüber im Vorteil: Sie können ohne ihn leben, er nicht ohne Sie. Das ist seine schwache Stelle, wo Sie ihn packen können. Wenn Sie ihm seine Unarten nicht austreiben können, dann kommen Sie ihm mit dem Akkusativ und treiben **ihn** aus! Man muss die Viecher einfach rausekeln. Tun Sie alles, was dem inneren Schweinehund misshagt: Gar nicht mehr oder viel weniger rauchen, Kaffee und Alkohol meiden, gesund und kalorienarm ernähren (schon um die Gewichtszunahme durch den Tabakverzicht zu vermeiden), und werden Sie sportlich: joggen, radeln, Gymnastik, Fitness, Ballsport aller Arten.

Ich weiß, dass Ihnen das auch alles nicht leicht fällt. Aber es wird Sie unglaublich motivieren, dass Sie das alles nicht für sich tun bzw. lassen, sondern nur um Ihren inneren Schweinehund zu ärgern. Irgendwann reicht es ihm, und er wird Ihnen aus der Haut fahren. Halten Sie für diesen Fall Leine und Halsband bereit, nehmen Sie ihn an die kurze Leine, dann haben Sie ihn voll unter Kontrolle und können mit ihm Gassi gehen. Allerdings schätzen innere Schweinehunde das nicht, weil mit Bewegung verbunden.

Vorschlag: Um es diesem Mistvieh mal so richtig zu zeigen, machen wir erst recht weiter! Wir geben auf – und zwar das Rauchen! Und das so schnell wie möglich! Machen Sie mit?

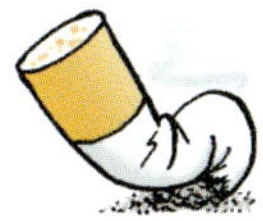

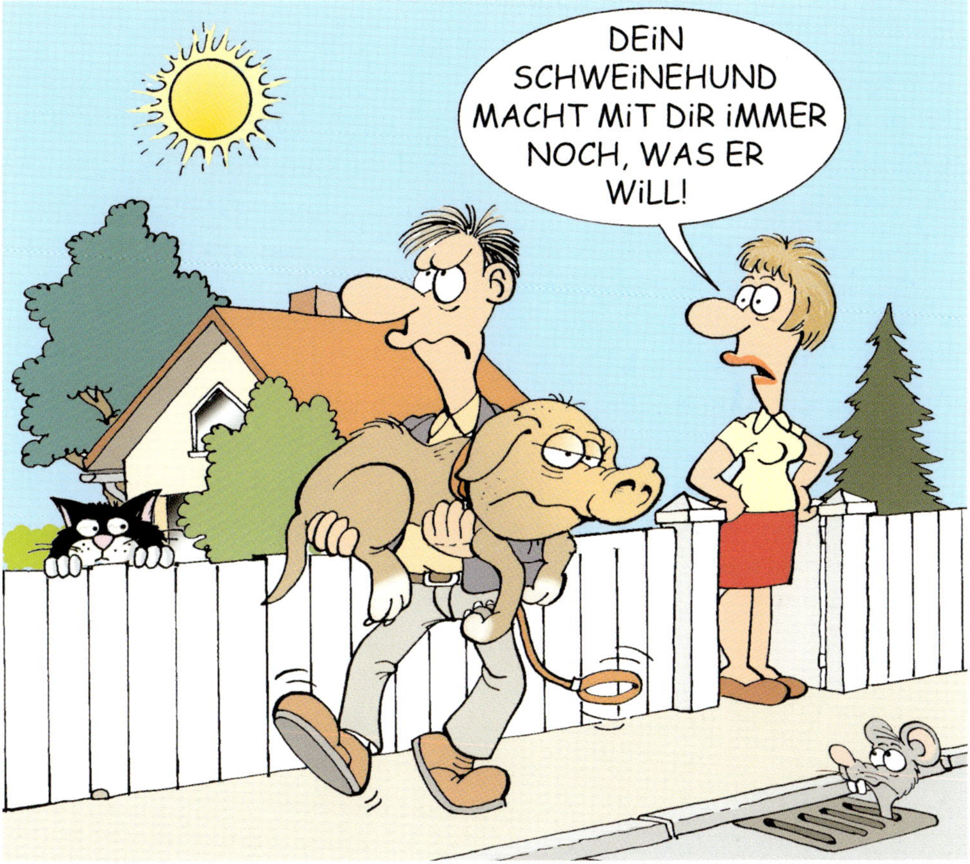
DEIN SCHWEINEHUND MACHT MIT DIR IMMER NOCH, WAS ER WILL!

9 Die Sucht nach der Sucht – und wie wir sie genießen!

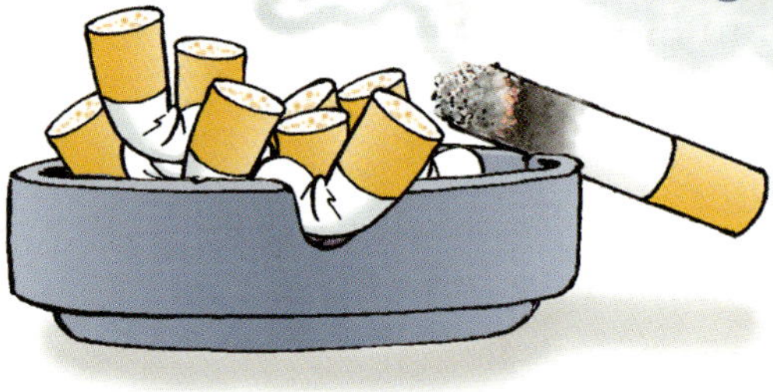

Liebe Leserin, lieber Leser, ich kann Ihnen gar nicht sagen, wie froh ich bin, dass gerade Sie noch dabei sind. Sie sind wirklich eine humorvolle, kluge, hochintelligente, schwer sympathische und gut aussehende Person, deren Gesellschaft ein wahres Vergnügen ist ...

Das meine ich ganz ehrlich, es ist aber auch eine Demonstration dessen, was uns den Ausstieg leicht machen wird: Süßholz raspeln!

Also jetzt mal Spaß beiseite. Jetzt machen wir Ernst mit dem Ausstieg. Wir kommen auf den Punkt, auf den, soviel ich weiß, zumindest hierzulande noch kein Antirauchbuch gekommen ist. Aber erst müssen wir uns noch einmal versichern, dass wir jetzt wirklich von der Rauchlust und Nikotinsucht loskommen wollen. Gilt's?

Wir zwei sagen es uns jetzt ganz laut: Wir wollen frei sein! Unabhängig von einem krank machenden Kraut, an dem sich nur der Staat gesundstößt! Endgültig! Also wir reißen uns jetzt zusammen und setzen zum Endspurt an. Denn entwürdigend und peinlich ist die Abhängigkeit von der Droge, das haben wir bei unseren Verzichtsversuchen gemerkt: Wir Raucher können ja kaum etwas unternehmen, ohne sorgfältige und wohl durchdachte Tabak-Vorsorge zu treffen. Während andere, wenn sie eine ganz- oder mehrtägige Berg- oder Paddeltour vorhaben, einfach passend gekleidet losziehen, natürlich mit Wasser und Verpflegung im Marschgepäck, müssen wir

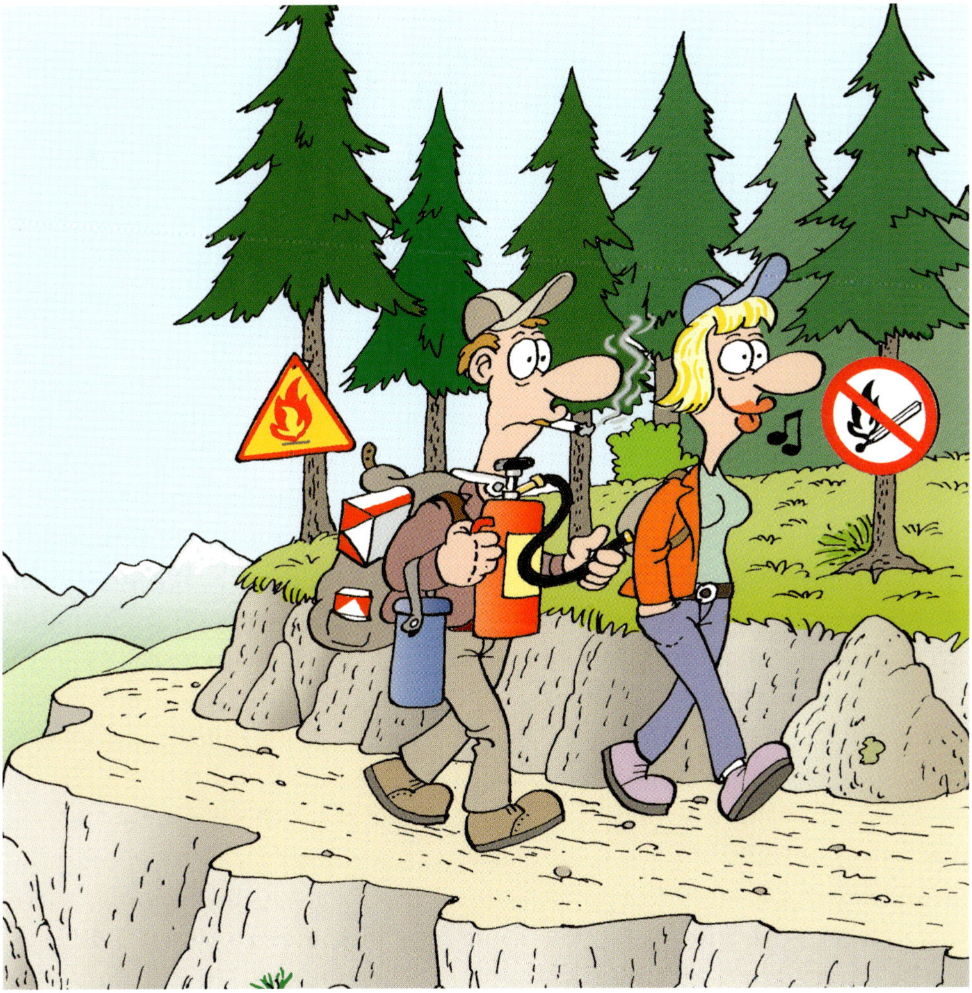

zusätzlich einen ausreichenden Zigarettenvorrat mitschleppen (strategisch gut verteilt, damit bei Verlust eines Gepäckstückes immer noch Reserven da sind), und Feuerzeuge (immer mehrere, eines könnte ja kaputtgehen oder in einen Abgrund fallen), und zwar am besten alles zusätzlich noch einmal in einem wasserdichten Behältnis (falls wir mit der ganzen Ausrüstung ins Wasser fallen). Zu bedenken ist auch, was wir bei einem Rauchverbot wegen Waldbrandgefahr nach langer Trockenheit machen sollen (Feuerlöscher mitführen?!).

Die gleichen Überlegungen sind anzustellen, wenn es an einen nicht bewirtschafteten Traumstrand abseits von Ansiedlungen geht. Denn was nützt leidenschaftlichen Rauchern die schönste Naturkulisse, glühender Sonnenuntergang bei leuchtend violettem Himmel über türkisfarbener See, gesäumt von sich sanft im Tropenwind wiegenden Palmen – wenn man sich dabei keinen Stinkestängel anstecken kann?

Davon müssen wir loskommen. Aber warum sind wir nicht zufrieden, wenn wir die Nikotinabhängigkeit endlich überwunden haben? Wir vermissen etwas. Etwas Entscheidendes, nicht den Qualm, nicht das Nikotin – ich sage es Ihnen: Wir vermissen es, süchtig zu sein. Klingt verrückt, ist aber nachvollziehbar.

Oscar Wilde hat es auf den Punkt gebracht: „Die Zigarette ist das vollendete Urbild des Genusses. Sie ist köstlich und lässt uns unbefriedigt."

Das ist es: Es ist gar nicht schön, befriedigt zu sein! Der griechische Philosoph Epikur von Samos, dem wir das Adjektiv *epikureisch* verdanken, was genießerisch heißt, liegt mit seiner „Philosophie der Freude" völlig falsch, die in der Abwesenheit von Bedürfnissen das höchste Wohlbefinden sieht: Kein Durst, kein Hunger, nicht müde – was will der Mensch mehr? Das hätte ich dem Epikur sagen können: Er möchte sich auf die wohltuende Behebung eines großen Mangelgefühls freuen, das ist es. Rundum zufrieden zu sein, ist langweilig. Gier verspüren und deren Befriedigung entgegenfiebern, das kickt!

Alle Raucher-Therapien setzen daran an, die Nikotinsucht zu überwinden und uns dann geheilt und vermeintlich bedürfnislos ins Nichtraucherdasein zu entlassen. Da ist der Rückfall vorprogrammiert. Nikotin brauchen wir wirklich nicht unbedingt. Aber wir sind unheilbar Sucht-süchtig. Das wollen wir uns nicht nehmen lassen. Rauchen verschafft uns das schönste aller Gefühle: Die Stillung eines dringenden Begehrens. So schön wie das Saugen an der Mutterbrust. Wie nach sechsstündiger Bergwanderung ein deftiges Essen auf der Almhütte serviert zu bekommen. Wie Sex nach langer Enthaltsamkeit. Wie frisches Wasser nach einer 20-km-Durststrecke zu Fuß durch die Sahara. Das ist es, was das Rauchen so schwer verzichtbar macht: Es weckt ein künstlich geschaffenes Verlangen, das sooft wie man will und immer und immer wieder erfüllt werden kann und doch immer wieder neu entsteht!

Wenn wir endgültig Schluss machen wollen, müssen wir also die Nikotinsucht durch eine ebenso beglückende Leidenschaft ersetzen. **Wir wollen gar nicht unsüch-**

tig werden – was wir brauchen, ist eine gesunde Sucht! Süchte, die dick oder krank machen (essen, saufen, koksen, fixen) kommen natürlich nicht infrage. Wir müssen ein Bedürfnis in uns wecken, das permanent und ohne ernstes Risiko befriedigt werden kann. Eine lustvolle Alternative zu den vielen kleinen Belohnungen, die uns die Zigaretten bisher Tag für Tag beschert haben. Und da habe ich einen Geheimtipp für Sie, der gut über die ersten Wochen der Sucht-Umstellung hinweghilft.

Was jetzt kommt, ist kein Witz: Wir hören auf, und wir werden die Raucherei kaum vermissen. Weil es eine Lustquelle gibt, die uns bald wichtiger werden wird als das Verqualmen von in Papier verpackten Tabakröllchen. Ich sage Ihnen, wie das geht: Wir reduzieren erst einmal wieder unseren Zigarettenkonsum, bis wir mit 10 oder weniger Glimmstängeln pro Tag auskommen. Dann ist der Punkt erreicht, wo uns etwas zu fehlen beginnt, und zwar ...

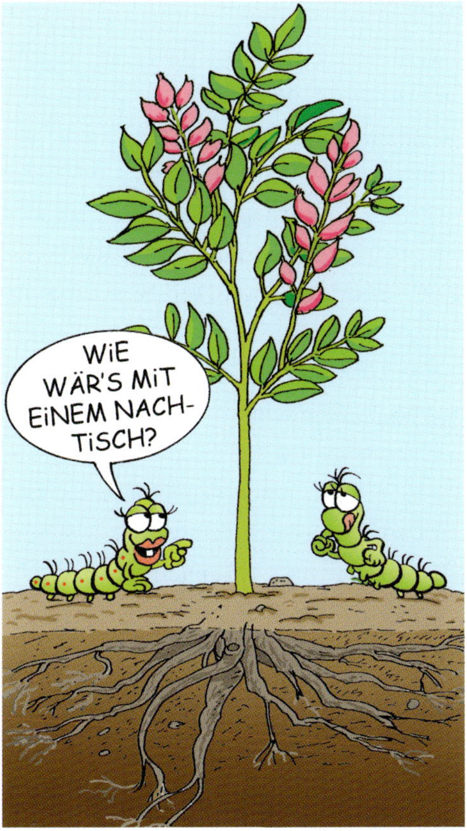

Süßholzpflanze mit Wurzelwerk

... den ganzen Tag etwas zum Fummeln zu haben und ständig ein Stäbchen in den Fingern zu halten, an dem wir uns festhalten können,

... von morgens bis abends an etwas nuckeln zu können, was uns auch im Erwachsenenalter eine fortgesetzte orale Befriedigung verschafft,

... die Möglichkeit, dauernd zu konsumieren und uns vielmals am Tag ohne Sättigungseffekt etwas einverleiben zu können.

Also: Was wir jetzt brauchen, ist ein länglicher Stängel, an dem wir saugen und lutschen können, der gut schmeckt, den Nikotinbedarf überspielt; etwas, das nicht albern aussieht, und das weder dick, süchtig noch krank macht. **Und das gibt es: SÜSSHOLZ!**

Es stammt aus Asien, wächst im Mittelmeerraum, ist ein reines, unverfälschtes Naturprodukt und kostet fast nichts. Dessen Geschmack kennen wir sehr gut: Lakritze wird aus Süßholzsaft gemacht. Der enthält den Natursüßstoff Glycyrrhizin (was für ein Wort!), der eine 50-mal stärkere Süßkraft hat als Rohrzucker. Und der zur Geschmacksverbesserung von Medikamenten, Softdrinks – und Tabak eingesetzt wird, um dessen kratzigen Geschmack und die Reizung der Schleimhäute zu mildern. Wahrscheinlich macht Süßholzextrakt Tabak überhaupt erst genießbar.

Wir sind also nah an unserer Droge dran. Süßholz zu raspeln ist eine ideale Alternative zu Zigaretten. Süßholz gibt es bei uns in Apotheken oder Bioläden. Und zwar bereits geraspelt für Tee-Aufgüsse (gut für den Magen!), aber auch in Stangen – zu einem Spottpreis mengenweise in großen Papiertüten. Wir brauchen die Stangen und haben die Wahl: ungeschält oder geschält.

Süßholzstangen, das sind die Nebenwurzeln der Süßholzpflanze, sehen aus wie Zweige. Die ungeschälten schmecken aufgrund des Tannins in der Rinde süßlich-herb, mit leicht bitterem Beigeschmack, geschält sind sie zuckersüß. Die perfekte orale Befriedigung: Man hält die Süßholzstängel wie Zigaretten, steckt sie sich in den Mund, lutscht und saugt daran, bis sie einen intensiven Lakritzgeschmack von sich geben. Gaumenfüllend und so stark, dass aufkeimendes Rauchbedürfnis im Keim erstickt wird. Obendrein wirkt der Süßholzsaft anregend, weil er – wie Zigaretten – den Blutdruck steigert. Darin liegt eine gewisse Gefahr, auf die ich noch zu sprechen komme. Erst zu den Vorzügen:

Wie Zigaretten machen Süßholzstängel weder satt noch dick. Anders als Zuckerzeug schädigen sie die Zähne nicht, denn die Süße stammt ausschließlich von Fruchtzucker. Und das Beste: Ungeschälte Süßholzstangen sehen einem Zigarillo täuschend ähnlich, geschälte gleichen von Weitem einer schlecht gedrehten Zigarette – man fällt damit nicht dumm auf. Die einzige Gefahr ist, in Nichtraucherzonen streng zur Ordnung gerufen und auf das Rauchverbot hingewiesen zu werden.

Als Hilfe beim Nikotinentzug ist es durchaus bekannt, wenn auch nicht sehr verbreitet, und in Italien und Spanien wird das Süßholz- und Lakritzknabbern zunehmend populär, seit die neuen Rauchergesetze in Kraft sind, die das Paffen in Bars und Restaurants verbieten. Weswegen Süßholz dort auch in Tabakgeschäften verkauft wird und Lakritzläden einen regelrechten Boom erleben.

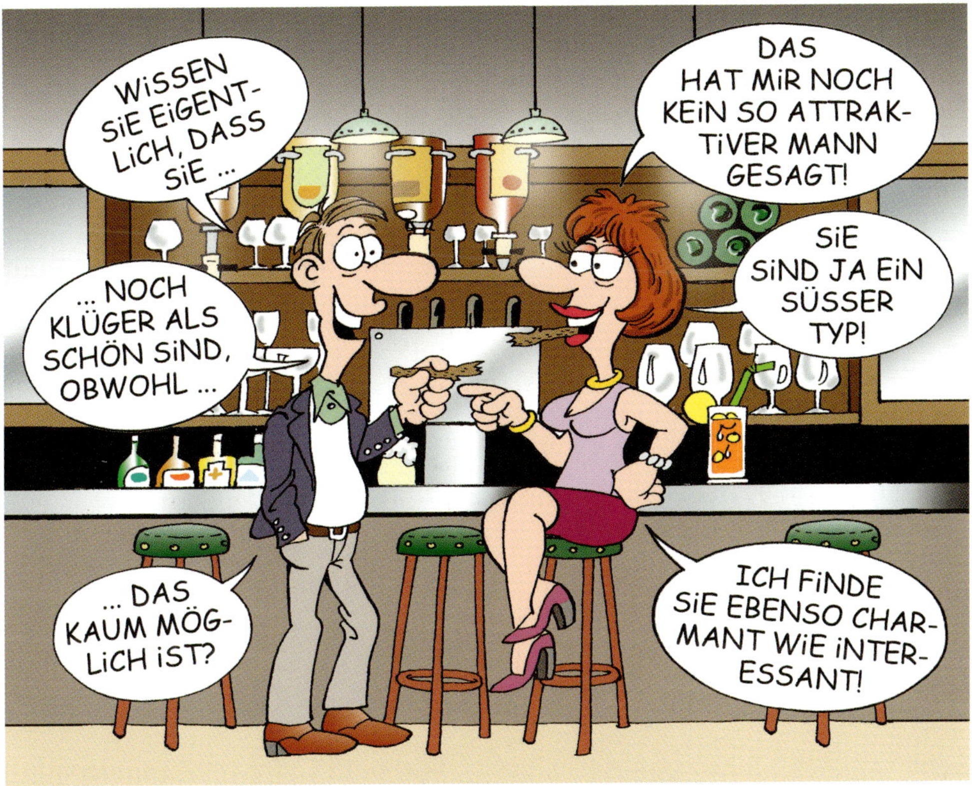
WISSEN SIE EIGENTLICH, DASS SIE ...
... NOCH KLÜGER ALS SCHÖN SIND, OBWOHL ...
... DAS KAUM MÖGLICH IST?
DAS HAT MIR NOCH KEIN SO ATTRAKTIVER MANN GESAGT!
SIE SIND JA EIN SÜSSER TYP!
ICH FINDE SIE EBENSO CHARMANT WIE INTERESSANT!

Das Süßholzraspeln wird in Zukunft die Flirtkultur bestimmen.

Mit einem Süßholzstängel zwischen den Lippen an der Theke einer In-Bar zu stehen, ist also alles andere als lächerlich – es weist uns als Trendsetter aus, als Vorreiter bzw. Vorlutscher, denn das Rauchverbot in Kneipen und Restaurants wird in Kürze auch bei uns Einzug halten. Spätestens dann schwappt die Süßholz- oder Lakritz-Masche über Pyrenäen und Alpen auch zu uns herüber. In zwei, drei Jahren wird es nichts Besonderes mehr sein. Wer jetzt schon würziges Süßholz nuckelt, statt stinkende Tabakblätter zu verpaffen, hat immer Gesprächsstoff parat und ein heißes Thema zum Anbaggern ...

Aber es kommt noch besser: Nicht nur wird durch Süßholzkonsum die Nikotingier neutralisiert, Süßholz stillt zudem unsere oralen Lutschgelüste, und das Hantieren mit den Stängeln ersetzt perfekt die Zigarettenfummelei. Die lieb geworde-

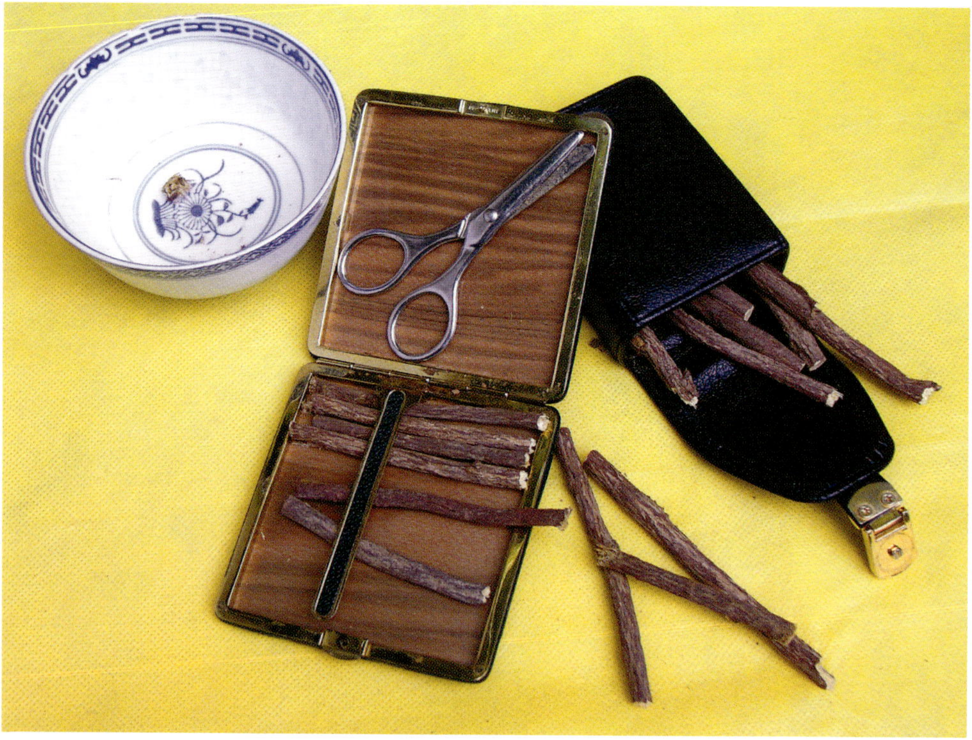

Equipment für Süßholzraspler: Süßholzstangen und Schere in Zigarettenetui oder Zigarettenschachtel-Futteral, Schälchen für die verbrauchten Stücke.

nen Gewohnheiten rund um den Rauchkult können Süßholzraspler zum großen Teil beibehalten, denn der Umgang mit dem Zeug erfordert ein gewisses Maß an Handarbeit: Ich breche mir 10 cm lange Stücke (Zigarettenlänge) zurecht und stecke sie in ein Zigarettenetui. So kann man sich auch in der Öffentlichkeit unauffällig bedienen. Wenn der Anfang des Stängels ausgelutscht ist, fasert er aus und verliert an Geschmack. Abbrechen kann man das durchweichte Holz nicht. Da hilft nur abschneiden, dann kommt man wieder in den vollen Genuss des Lakritzgeschmacks. Also sollten Süßholz-Konsumenten immer eine kleine Schere mit sich führen – die am besten auch mit in das Behältnis passt. Eine leere Zigarettenschachtel tut's natürlich auch. In der Wohnung wird auch eine Art Aschenbecher oder ein Schälchen in Reichweite benötigt, um die abgetrennten Süßholzstücke aufzunehmen.

Süßholz schmeckt viel besser als Zigaretten. Und ist außerdem noch gesund, weil Süßholzsaft wohltuend auf die Magenwände einwirkt und nachweislich gegen Magengeschwüre und, wie japanische Mediziner kürzlich herausfanden, sogar gegen Leberkrebs hilft. Und gegen Atembeschwerden. Also genau die gegenteilige Wirkung, die der Tabak hat. Die Heilkraft des Süßholzes ist seit Jahrtausenden bekannt: Süßholzwurzeln wurden im Grab des Tutenchamun gefunden, Römer und Griechen führten es in der Hausapotheke. Napoleon kaute die Süßholzwurzel gegen sein Magenleiden, und bei den Chinesen gehört Süßholz zu den zehn wichtigsten Arzneipflanzen.

Denn es ist ein wahres Wundermittel, hilft verschiedenen Studien zufolge offenbar auch gegen Herpes, Hepatitis B und C, AIDS, bei Darm- und Hautkrebs, gegen Leberzirrhose und wirkt als Viruskiller und Stimulator des Immunsystems. Außerdem fördert es nach neuen Erkenntnissen erhöhten Fettabbau und hilft so, die sonst unvermeidliche Gewichtszunahme nach dem Absetzen der Zigaretten zu verhindern. Statt an einem hautruinierenden, lungenverseuchenden, krebserzeugenden Stinkestängel nun genüsslich an einem sehr würzigen, länglichen, oral und gefühlsmäßig ungemein befriedigenden natürlichen Heilmittel saugen zu dürfen, ist die denkbar beste Ausstiegshilfe – und fast zu schön, um wahr zu sein! Wo ist der Haken?

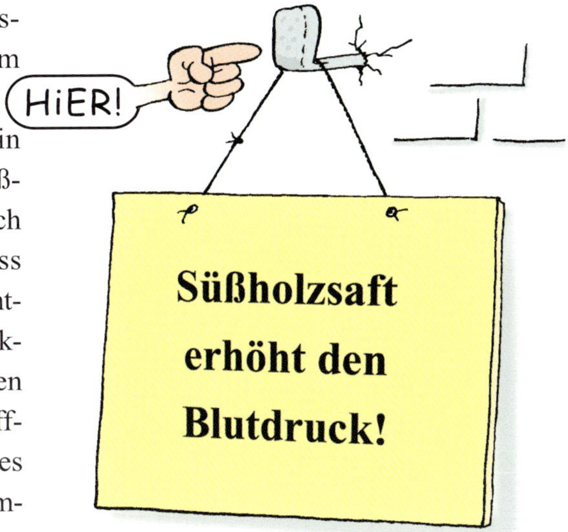

Eine gute Freundin, Zahnärztin von Beruf, der meine ständige Süßholzraspelei aufgefallen ist, hat mich darauf aufmerksam gemacht, dass die im Süßholz (und in Lakritze) enthaltene Droge Glycyrrhizin blutdrucksteigernd wirkt. Es beeinflusst den hormonell gesteuerten Mineralstoffhaushalt, bei zu hoher Dosis kann es zu Natriumanreicherung und Kaliumverlusten kommen. Mögliche Folgen sind erhöhter Blutdruck, Wassereinlagerungen (Ödeme) und Muskelschwäche. Der Grenzwert für den täglichen Verzehr von Glycyrrhizin wurde deshalb vom *Bundesinstitut für gesundheitlichen Verbraucherschutz und Veterinärmedizin* mit 100 mg angegeben. Normale Lakritze enthält 200 mg Glycyrrhizin pro 100-g-Packung Lakritze. Also sollte man nur ungefähr 50 g Lakritze pro Tag essen – was kein Mensch weiß. Aber gestorben ist an Lakritze deshalb noch niemand. Und an Süßholz schon gar nicht, denn eine Stange ist so ergiebig, dass man stundenlang was davon hat.

Meine Rechnung: Eine Süßholzstange von Zigarettenlänge (10 cm) wiegt circa 1 g. Bei einem Gehalt von ungefähr 6 bis 7 % Glycyrrhizin ergibt sich: 60 mg Glycyrrhizin sind drin. Das wird man durch nuckeln nicht vollständig heraussaugen können, also gehe ich mal von 5 % aus, das wären 50 mg, die wir von so einer Stange haben. Mehr als ein bis zwei zigarettenlange Stangen pro Tag sollten wir also nicht vermümmeln, um zu hohen Blutdruck zu vermeiden. Denn gerade nach einer langen Raucherkarriere neigen die Menschen zu Arterienverengung und Bluthochdruck, steigern damit die Chance auf Herzinfarkte und Schlaganfälle, viele nehmen dagegen blutdrucksenkende Mittel. Und genau diese Menschen sollten Süßholz (und Lakritze) mit Vorsicht genießen!

Schade, aber kein großes Problem: Wenn man Süßholz so häufig konsumiert wie sonst Zigaretten, also jede Stunde für 10 Minuten daran saugt, dann reichen zwei Süßholzstäbchen den langen lieben Tag. Man sollte es sich halt nicht pausenlos von morgens bis abends reinziehen. Nicht kauen, sondern genüsslich daran saugen, dann wird der Saft kontinuierlich und ganz langsam abgegeben.

Süßholz ist auf jeden Fall bekömmlicher als brennendes Tabakkraut, aber eben nicht ganz unbedenklich. Das dürfte uns Ex-Rauchern sogar gefallen, denn es ist doch schön, wenn alte Gewohnheiten beibehalten werden können, in diesem Fall das Leben mit gewissen gesundheitlichen Bedenken. Sogar das allen Rauchern lieb gewordene schlechte Gewissen begleitet uns also auch beim Übergang zur Süßholzraspelei. Wie bei Zigaretten oder Alkohol müssen wir uns dabei etwas zurückhalten, sollten nicht zu viel davon zu uns nehmen.

Ich fasse zusammen: Wir werden wie gewohnt eine aufputschende, stängelförmige Belohnungsdroge in einer Zigarettenschachtel überall dabeihaben und können uns immer mal wieder einen belebenden Geschmackskick geben. Süßholz saugen ist für jeden Rauchaussteiger eine umfassend befriedigende, erfreuliche Perspektive: Es dämpft aufgrund seines intensiven Geschmacks die Lust auf Nikotin, stillt die Lutschsucht, die Fummelsucht, die Genuss-Sucht. Es ist eine perfekte Ersatzdroge. Man kann richtig süchtig danach werden – so wie nach Schokolade oder Erdnüssen, nicht in medizinischem Sinne.

Doch wenn Sie irgendwann vom Süßholz genug haben und auch darauf verzichten können, umso besser. Wir sollten es übergangsweise als Zigarettenersatz benutzen, es ist auch sehr geeignet als Unterstützung während der Nikotinreduktion, statt des unleckeren Nikotinkaugummis. Aber nach vier bis sechs Wochen sollte man erst mal damit aufhören. Bis dahin müssten wir über die gröbsten Entzugserscheinungen hinaus sein. Wenn Sie Süßholz dauerhaft vernaschen wollen, fragen Sie Ihren Arzt, ob er Ihnen das in Anbetracht Ihrer Blutdruckwerte erlaubt. Bei Menschen mit eher niedrigem oder normalem Blutdruck dürfte das kein Problem sein.

Falls Ihnen das Süßholzmümmeln auf Dauer nicht aufregend genug ist, müssten Sie sich als langfristige Strategie gegen die allgegenwärtige Rückfall-Sucht sicherheitshalber noch andere, gesundheitlich harmlose Süchte zulegen, die dennoch regelrecht high machen können, wenn man richtig besessen von ihnen ist. Hier einige geeignete Suchtformen. Suchen Sie sich eine oder mehrere aus:

1. **Harmoniesucht:** Hilfreich ist es, sich eine fanatische Tabakhasserin als Partnerin zu suchen oder einen rabiaten Rauchgegner als Partner. Das tägliche Gekeife oder Gebrülle zu vermeiden, ist eine erhebliche Motivation für den Rauchverzicht, und der häusliche Frieden eine großartige Belohnung.

2. **Rekordsucht**: Setzen Sie sich Ziele, die mit dem Rauchen unvereinbar sind und Ihnen glückselig machende Höhepunkte verschaffen: In einem Jahr wollen Sie den städtischen Marathonlauf mitmachen und unter die ersten 10 kommen! Da Ihnen keiner glaubt, dass Sie das mit Ihrer Raucherlunge schaffen werden, wetten Sie mit Freunden, Kollegen und Bekannten um 5.000, 10.000 oder 100.000 Euro (je nach Einkommensklasse), dass Sie es schaffen. Wettpartner werden leicht zu finden sein, da sich deren Einsätze ja auf mehrere Anteile aufsplitten. Sie aber können die gesamte gewählte Summe gewinnen oder verlieren – das wird

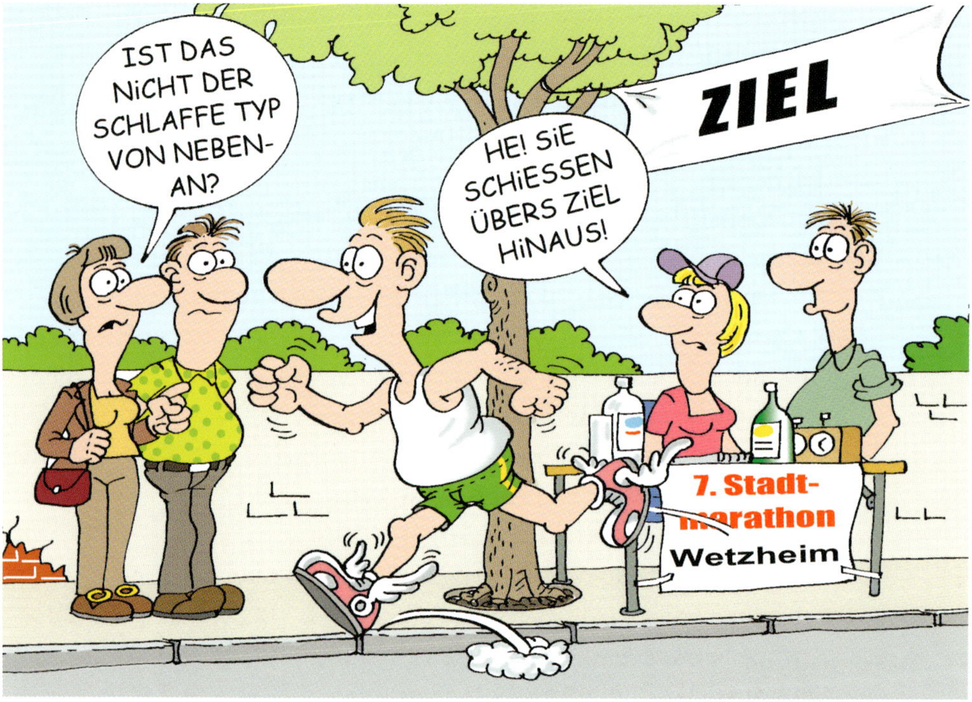
IST DAS NiCHT DER SCHLAFFE TYP VON NEBEN-AN?
HE! SiE SCHiESSEN ÜBERS ZiEL HiNAUS!
ZIEL
7. Stadt-marathon
Wetzheim

Ex-Raucher laufen nach kürzester Zeit zu ungeahnten Höchstleistungen auf und fliegen geradezu über Stock und Stein (der so genannte „Hermes-Effekt").

Sie beflügeln, nie wieder eine Zigarette anzufassen. Oder trainieren Sie, der beste Apnoë-Taucher* der Welt oder wenigstens in Ihrer Nachbarschaft zu werden – dazu wird eine gewaltige, ungeteerte 12-Liter-Lunge gebraucht!

3. **Streitsucht**: Gründen Sie eine extremistische Antiraucherbewegung, z. B. die Stadtguerilla für Rauchfreiheit (SfR). Fanatisches Sendungsbewusstsein macht high! Sehen Sie sich die stechenden Augen von islamistischen Terroristen oder von christlichen Fundamentalisten an, das beseelte Dauerlächeln von Heilsarmisten, Zeugen Jehovas oder Bagwan-Sinnigen. Verpflichtung aller Mitglieder sollte sein, allen Rauchenden die Zigaretten aus dem Mund zu schla-

*) *Tauchen ohne Sauerstoffversorgung. 10 Minuten Luft anhalten bei voller Action ist dabei nur eine Einsteigerübung.*

gen, Zigarettenautomaten zu zertrümmern, Mahnwachen vor Tabakgeschäften abzuhalten und allen, die eintreten wollen, ein Bein zu stellen. Eine sichere Therapie: Einen fanatischen Feldzug gegen Tabakindustrie und Nikotindiktatur anzuführen, verpflichtet zum Nichtrauchen!

4. **Habsucht:** Werden Sie Sammler, sammeln Sie irgendeinen Quatsch, der überall zu finden ist, und streben Vollständigkeit und die weltweit größte Sammlung dieser Art an. Dann werden Sie bald süchtig danach, weitere passende Dinge zu hamstern. Geeignete Ziele sind z. B. eine komplette Kronenkorken-Kollektion, Gummiband- oder Getränkedosensammlung. Sie werden sehen: Immer wenn Sie ein weiteres Sammlerobjekt Ihrer Begierde finden, wird Sie ein Glücksgefühl durchströmen, als wenn Sie eine rauchen würden. Aber bitte keine Aschenbecher, Feuerzeuge, Streichholzschachteln oder -heftchen sammeln!

5. **Erfolgssucht:** Machen Sie es wie ich – schreiben Sie ein Antiraucherbuch. Damit es ein Erfolg wird, darf ich natürlich nie wieder rauchen, sonst würde mein Buch ja nicht ernst genommen werden. Ich kann gar nicht anders – ich höre mit dem Schlusspunkt auf und warte auf den Ruhm infolge meines Werkes. Ehrlich: Wenn Sie mich je rauchend ertappen, kriegen Sie das Geld für das Buch zurück.

Also, ich mache jetzt Schluss. Mit dem Buch und mit dem Rauchen. Und Sie auch, hoffe ich. Das Süßholz wird uns den Ausstieg leicht machen. Ich bin mir sicher: Damit schaffen wir es! Also, liebe Leserin, lieber Leser – machen Sie es gut. Es war ein großes Vergnügen, Ihnen in der letzten Zeit so nahe gewesen zu sein. Sie sind mir richtig ans Herz gewachsen (Sie merken: Ich raspel schon). Und denken Sie daran: den letzten vollen Aschenbecher nicht entleeren, denn den brauchen wir gleich noch ...

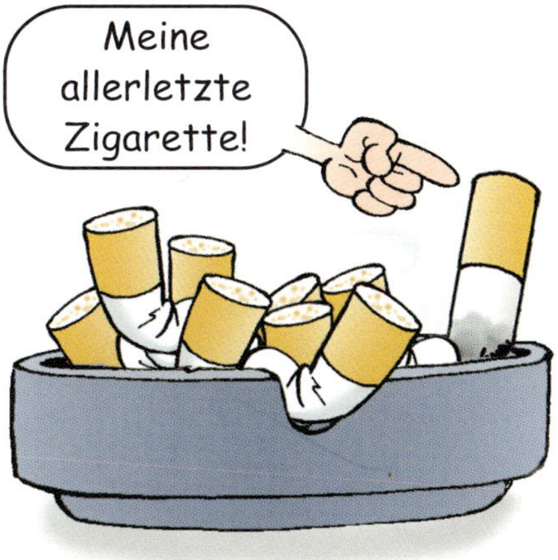

Bevor ich mich – und Sie – ins Nichtraucherleben verabschiede, müssen wir uns darauf gefasst machen: Die Rückfallgefahr lauert überall! Männer müssen berücksichtigen: Zigaretten sind weiblich. Frauen: Tabak ist männlich. Die Verführungsgefahr ist also groß. Vor allem: Machen Sie diese Typen einfach nicht an, dann werden sie Sie auch nicht belästigen!

Doch auch wenn wir uns das Nichtraucherleben mit Süßholz versüßen können, müssen wir wachsam sein. Daher gebe ich Ihnen noch einen letzten Tipp mit auf den Weg: Den letzten vollen Aschenbecher, der jetzt noch neben uns steht, leeren wir nicht aus, sondern kippen die Kippen noch dazu, die womöglich noch in anderen Aschenbechern vorhanden sind! Das soll unser Verhütungsmittel sein.

Bestimmt haben Sie eine Käseglocke im Haushalt, die so gut wie nie gebraucht wird. Wozu auch? Käse riecht köstlich, und wir geben viel Geld für sein intensives Aroma aus. Das wollen wir genießen und nicht vor unseren Nasen verschließen!

Also: Unter die Käseglocke stellen wir den letzten randvollen Aschenbecher. Und platzieren ihn als abschreckendes Mahnmal gut sichtbar in der Wohnung. Schon bei dem Anblick wird uns leicht übel werden. Und falls uns doch wieder einmal die Lust aufs Rauchen anwandelt – dann muss es eben sein: Wir lüften die Haube und nehmen einen tiefen Schnaufer von dem konzentrierten Kippengestank. Wetten, dass uns die Lust gleich wieder vergeht?

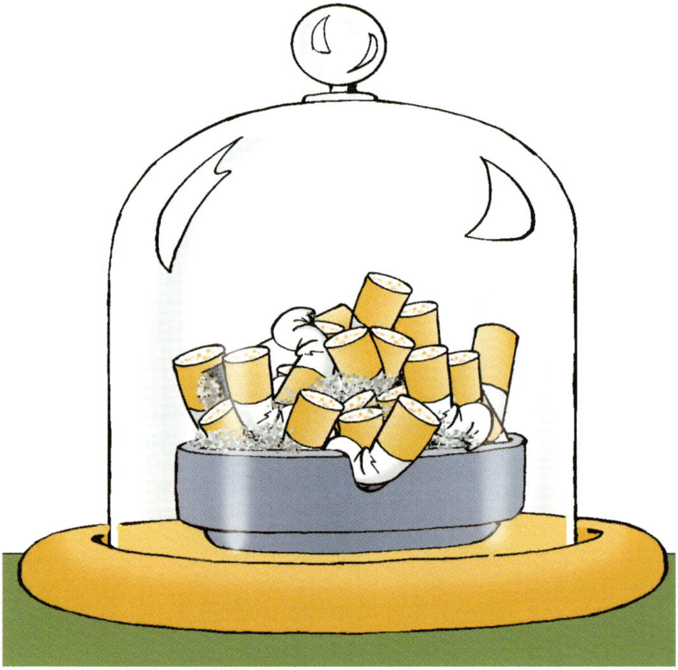

So, jetzt ist aber Schluss mit der Arbeit. Jetzt brauche ich eine Süßholzpause ...